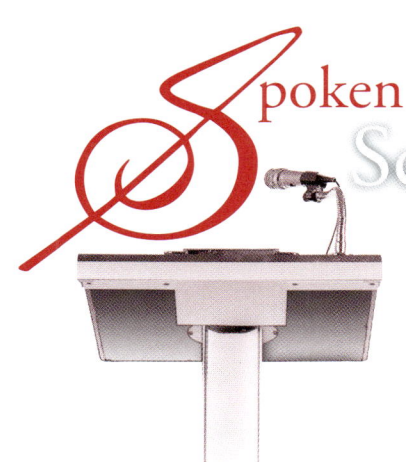

Spoken English for a Career in
Science and Medicine

Ann M. Körner◆著

瀬野悍二◆訳・編

困った状況も切り抜ける
医師・科学者の英会話

国際学会や海外ラボでの会話術と苦情, 断り, 抗議など
厄介な対人関係に対処する表現法

羊土社

羊土社のメールマガジン
「羊土社ニュース」は最新情報をいち早くお手元へお届けします！

主な内容
・羊土社書籍・フェア・学会出展の最新情報
・羊土社のプレゼント・キャンペーン情報
・毎回趣向の違う「特集」を掲載

●バイオサイエンスの新着情報も充実！
・人材募集・シンポジウムの新着情報！
・バイオ関連企業・団体の
　キャンペーンや製品，サービス情報！

羊土社ホームページ　http://www.yodosha.co.jp/　← いますぐ，ご登録を！
（登録・配信は無料）

はじめに

　コミュニケーション！　科学者または臨床医の職の遂行に専門教育と訓練が必要なことは今さら言うまでもありませんが，コミュニケーションもまた専門職の遂行に必要不可欠なものです．

　われわれがすでに出版した2冊の本，『日本人研究者が間違えやすい英語科学論文の正しい書き方（Guide to Publishing a Scientific Paper）』および『相手の心を動かす英文手紙とe-mailの効果的な書き方（Letters for a Scientific Career）』は，科学者および臨床医に必要な2つのコミュニケーションの手段を提供しています．前者は，研究論文による研究成果の発表にまつわるコミュニケーション，後者は日本の科学者と英語圏の科学者との書面を介したコミュニケーションについてです．

　今回の3冊目の本『困った状況も切り抜ける医師・科学者の英会話（Spoken English for a Career in Science and Medicine）』は，日本人科学者および臨床医にとって3番目のかつ大変重要な会話によるコミュニケーションの指導書です．書面でのコミュニケーションを扱った2冊目の本が，130例を越える手紙とe-mailのひな型をCDで提供したのと同様，今回の本は英会話の音声をCDに収録しています．したがって，読者の皆さまは有用な会話文を目から学ぶのと同時に耳からも学べます．

　科学および医学用語の語彙は膨大です．したがって，読者の皆さまの専門領域のすべての用語をこの小さな本書でカバーするのは無理です．しかし，あなたの研究および医学の専門領域が何であれ，相手と英会話でのコミュニケーションをとる必要に迫られたときには本書が必ず役立つはずです．

　本書は百科辞典的ではないにしても，取り扱う内容の選択にはかなり努力し，配慮を重ねました．例えば，羊土社は読者の皆さまに対してアンケートを実施し，日本人の研究者や臨床医が英語圏の同僚たちと会話でコミュニケーションをとる際に何が最も苦手で，かつ，遭遇する難しい局面は何かを調査しました．また，瀬野は日本人研究者たちの英語による論文の口頭発表に多くの時間をさいて立ち会い，間違った表現や発音を調査しました．

　アンケートの結果は驚くべきものでした．日本人が英語圏の研究者たちとの会話で

遭遇する最も難しい局面は，相手を不愉快にすることを承知の上で，あえてあなたの不快感を相手に伝える，いわゆるNegative interactions*訳者注だったのです．すなわち，言葉や文化が違うせいで，日本人が最も苦手とするのは，反対の意志や見解をいかに効果的に表現するかだったのです．相手に同意することは簡単です．笑みを浮かべ頷きながら"Yes"と言えばことは済むのですから．しかし，相手に反対する場合は簡単ではありません．特に，相手の主張に反論をもって対処する場合は大変な神経を使います．また，申し出（offer）を相手の気を悪くさせることなく断るのも難しいものです．本書のいくつかの章では，このNegative interactionsについて多数の例文を用意しました．本書において，互いに意見を異にする場面を扱った会話が多いのは，いろいろな局面で相反する意見がどのように述べられ解決されるかを，できるかぎり多様な例文で示したかったからです．限られた本書のスペースではありますが，これらの例文が多くの難しい局面で見本として役立つことを願っています．

　国際学会での日本人研究者の講演を聞いて耳についた主な問題点は，曖昧で間違った発音（garbled pronunciation）でした．その主な問題は単語中のアクセントをおくべき音節（syllable）の間違いでした．したがって，読者の皆さまがCDをお聞きになる際は，2つ以上の音節から構成される単語に特に注意して，どの音節にアクセントが置かれているかに注意していただきたいと思います．科学者や臨床医が間違って発音しがちな単語は本書の至るところに出てきますので，CDを注意して聴いてください．声を出して例文を練習することによって，単語の正しい発音が皆さまの習性（second nature）として身に付くことを期待します．

　第1章は状況に応じた挨拶と紹介の仕方，第2章は新しい研究施設または臨床施設で仕事をはじめる際に必要なコミュニケーションを扱います．第3章は職務上の苦情や不満の表明，第4章は学会出席と講演発表について述べます．第5章は講演後の質疑応答，第6章は学会に出席した際の研究以外の種々の局面での社交について述べます．第7章は，より深刻な意見の不一致や厄介な問題についてのやりとりを扱います．ただし，これは公衆の面前でのものではありません．第8章は職業上の情報交換とそれを発展させる共同研究などの交渉ついて，第9章は職場または私生活における電話によるコミュニケーションを扱います．第10章は，日本の科学者や臨床医がしばしば間違った発音で覚えてしまっている種々の専門用語や句を取り上げました．例として

挙げた会話文にはそれら間違って発音する傾向の高い用語を1つまたは2つ以上含むようにしてあります．言うまでもなく，問題のある用語すべてを網羅するのは不可能であり，本章の表題は"耳の訓練"（Practice for your Ears）と気楽なものにしました．

本書に載せた例文や例句の多くは，もちろん，手紙やe-mailでのコミュニケーションにも適用できます．すなわち，既刊書「相手の心を動かす英文手紙とe-mailの効果的な書き方（Letters for a Scientific Career）」を補完して適用できますが，その場合，補完文がそれぞれの場での礼儀正しさ（formality）のレベルとちぐはぐにならないよう留意してください．

本書をお読みになり，CDによる耳からの会話を何回か声に出して勉強された後では，種々の場面での相手とのコミュニケーションが以前よりずっとスムーズになったと必ずや実感されるでしょう．

2007年　Hamdenにて

Ann M. Körner Ph.D.

＊訳者注：Negative interactionsの日本語訳には頭を悩ますところです．著者は，「Negative interactionsの目的は，あなたの不快感を相手に伝えることであるが，そのことが相手を不愉快にすることをおもんばかってあなた自身も厭な思いをする．Negative interactionsとは，そのような対人関係を言う」と説明しています．

訳者まえがき

　何年か前のことですが，著者Ann Körner博士が日本に来て電車で地方を旅行していたときのこと，通学途中の女子生徒たちが車中で英語の勉強をしているところへ同席したそうです．キーホルダーで束ねたカードには英単語が書き込まれていて，著者がみたところ，かなり難しい単語ばかりだったそうです．親しみを感じた著者が，"Hello, what is your name?" と問いかけたところ，きょとんとして誰も返事をしてくれません．ところが，問いかけを紙に書いてみせたところ，たちどころに目が輝いてにっこりしてくれたそうです．他の簡単な問いかけをしてみたそうですが，やはり紙に書かないとだめだったそうです．日本の英語教育における「耳からの」英語（the spoken English word）と「目から入る」英語（the written English word）の断絶の深さにびっくりしたそうです．この断絶は，程度の差こそあれ私たち研究者や臨床医の間でも深刻です．

　著者が"はじめに"で言っているように，本書は研究者や臨床医の皆さまが仕事を遂行するのに必要な「耳からの」英語コミュニケーションが「目から入る」英語コミュニケーション同様に円滑に進むことを願って書かれました．そのためには，英会話を歌のように聴き，口に出して，単語の正しい発音を皆さまの習性（second nature）として身につけることが必須の条件です．また，声を出して練習することが重要です．そもそも，外国語の習得に必要な原則は何か，と大上段にかまえて申し上げますと，それが耳からであろうと目からであろうと，思考をその外国語の世界に没入させることと言えましょう．すなわち母国語の世界から自らを断つ努力が必要でしょう．この原則は著者Körner博士も賛同し，"The reader/listener should stay in the English world." と言っています．このことを本書に当てはめますと，「耳からの」英語を練習する際には併記されている翻訳文に目を移すことをできるだけ避けることです．また，会話に聞き入るときは「目から入る英語」に頼って理解しようとする習慣も捨てましょう．

　本書付録CDの録音は著者Ann M. Körner（女声）と著名な演劇教師Julian Schlusberg氏（男声）が担当しました．両人で相談した結果，本書は慣用会話表現集（phrase book）ではなく，医師や科学者が現実に取り交わす会話を意図したものであることにかんがみ，会話は現実の速度を心掛けました．最初は速いと感ずる会話も1つ1つの単語は明確に発音されていて，語尾のd, s, g, t, nの発音は決しておろそかにされていません．何回

か繰り返し聴き入ってみてください．不思議なことに，次第に速いと感じなくなり，聴き取りやすくなります．また，アクセントや発音が2人の間で違う単語があることに気付かれるでしょう．例えば，"laboratory"のアクセント位置をKörner博士は第二音節に，Schlusberg氏は第一音節に置いていますが，実は両方とも正しいのです．また，両人からのメッセージとして，会話中の日本人の氏名の発音が奇妙に聞こえて耳障りでしょうが，日本人の名前は本書にはなくてはならないものですので，お許しいただきたいとのことです．

　具体的な練習法を述べてみましょう．本書のCDには会話文が各章の項（セクション）単位で一括して1つのトラックに収録されています．本書を閉じたままで結構ですから，まずCDに収録された会話文に聴き入りましょう．通学途中の若者がiPodで音楽に聴き入っているように，また，赤ん坊が母親の語りかけを聴くように，とにかく，耳に残るように繰り返し聴くことが大切だと著者は薦めます．本を開いたら会話文を声に出して反復してみましょう．耳に親しんでいるCDからの会話にならって違和感なく反復できるようでしたら合格で，すでに正しい英語があなたの習性として身についていることを示しています．CDからの会話が自分の思っていた発音やアクセントまたはイントネーションと違うことに気付いたら会話文に目を移し，再びCDを聴いて確かめるか，あるいはインターネット上＜Answers.com：http://www.answers.com/＞で確かめます．英文と並ぶ訳文はあくまでも参考です．日本語の闖入は折角あなたが没入している英語の世界を乱します．ちなみに，訳者の瀬野も米国中を単身でバス旅行したときの体験から，聴くことへの集中が会話上達の早道であると自信をもって言えます．

　近年，カタカナ読みの英語が日本語の世界に氾濫し，しかも日本語流の発音やアクセントに変わって中には定着しつつあるものもあります．このようなカタカナ英語は，うっかりしていると本来の英会話の中でも日本語流の発音とアクセントで使ってしまう危険性があります．それに加えてドイツ語の発音に影響されたカタカナ読み英語もあります．会話練習に際しては特にこれらの点に留意しましょう．また，単語のアクセントの位置が複数形や過去形になるとおかしくなる人がいます．また，われわれ日本人の欠点として，英語の語尾をあいまいにして単語を最後まではっきり発音しない習性があります．米英で，幼児相手のおとぎ話の朗読やお芝居での役者の話しぶりを聞いていると，過去形のd，複数形のs，語尾のg，t，nをしつこいぐらい大袈裟に念を入れて発音します．これは英語における語尾の発音の重要なことを如実に表しています．また，国際学会では，出身母国語の違いによっていろいろ特徴ある英語が聞けますが，英語が母国語の人はもちろんのこと，他の国の研究者も語尾の発音ははっきり

としているのがよくわかります．

　本書では，書籍名をはじめ章や項のタイトルも著者が原文で使った英語を併記しました．また，解説文中にも括弧内に英語を記した箇所がありますが，これは皆さまが訳者による意訳を英語の世界に戻して理解していただくためのものです．例えば，年齢あるいは職位上の立場を表す場合，原文ではsenior personとjunior person，more important personとless important personが使われていましたが，職位より年齢の上下をとかく優先する日本の社会通念による不明確な理解を避けるため，訳語は上位と下位で統一しました．また，欄外には多くの注意すべき事柄が付加されています．これらは，原文を翻訳中に気付いた疑問などをその都度著者に問い合わせ，返ってきた説明を抜粋したものです．また，著者が使っている英語の表現の中には読者が慣れ親しんでいる表現と微妙に違う場合があるかもしれませんが，これは国別の差および広いアメリカ大陸内の地域差によると推察されます．

　英語会話文に併記された訳文には，日本人の氏名や大学名などをわざと英会話文中と同じアルファベットで表しました．英語のlisteningの世界に折角没入している読者のために漢字の世界との往復を避けたかったからです．例えば，国際学会などであなたが英語で話しをしているグループに新たに日本人が加わってきても，日本人同士は日本語でしゃべりたいところを我慢して英語の世界に没入しているのですから，相手の日本人の顔を見て漢字が頭に飛び込んでくるのはマイナスです．

　今回，科学者である著者との息の合った協同作業は大変楽しく，また，私自身多くのことを学びました．本書のような研究者や臨床医のために適切に特化して書かれた英会話の指導書がなぜもっと早い時期に日本で出版されなかったのかと悔やまれます．本書の適切な利用によって皆さまの科学者あるいは臨床医としての専門職遂行（career）が相手との英語による対等のコミュニケーション，特に生き生きとした会話による意思疎通によって国を超えて磨きがかかることを願ってやみません．

2007年春　さいたま見沼にて

瀬野悍二

＊翻訳を担当した瀬野は著者でもありますが，便宜上，本書の文中では著者はKörner，訳者は瀬野として統一しました．

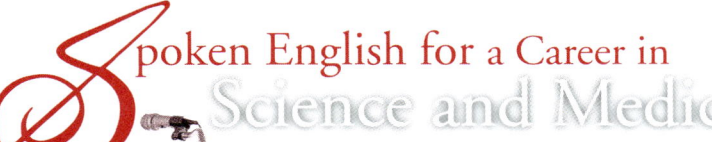

困った状況も切り抜ける
医師・科学者の英会話

- はじめに 3
- 訳者まえがき 6

第1章 挨拶と紹介
Greetings and Introductions　　　　　18

1-1　挨拶 .... 18　CD:1
立場の違いによって異なる挨拶の仕方／会ったことのある人に"はじめまして"と言ってしまった／よく知る相手への挨拶／複数名に対する挨拶

1-2　紹介 .... 20　CD:2
上位の人に紹介する／近づいてきた知り合いを紹介する／自分を紹介して欲しいとき／紹介された後に交わす挨拶／名刺交換／名前を確かめる／自分の名前の読み方を訂正する／○○と呼んでください

1-3　雑談／閑談 .... 23　CD:3
話しを切り出す／話の途中で自己紹介する／話題を変える

1-4　会話を終わらせる .... 25　CD:4
別れの挨拶

1-5　厄介な状況 .... 26　CD:5
紹介する人の名前を忘れた／間違って紹介された／面識のない人達に対して自分の存在をアピールする／話したくない相手に話しかけられた：礼儀正しく断る

第2章 新しい研究室または臨床施設にて
In a New Laboratory or Clinic　　　　29

2-1　研究室または臨床施設での人物紹介 .... 29　CD:6
人物紹介／客員の紹介／紹介された後の挨拶

2-2　グループメンバーの役割分担を説明する …………… CD:7　30

2-3　研究室または臨床施設を案内する …………… CD:8　31

2-4　研究室内の案内 …………… CD:9　32
　　　案内を別の人に頼む／案内をする

2-5　施設内の規則と手続きの説明 …………… CD:10　33
　　　規則の書類がない場合

2-6　助言を乞う …………… CD:11　35
　　　礼儀正しい質問の仕方／打ち解けた相手への質問の仕方

2-7　研究課題についての話し合い …………… CD:12　36
　　　話し合いを切り出す：ボスから客員へ／返事／話し合いを切り出す：客員からボスへ／話し合いを切り出す：客員から同僚へ／返事／別刷りを求める／手助けを求める

2-8　研究課題についてのいざこざ …………… CD:13　39
　　　研究課題が予定と違う／ボスの返事／強く抗議する／さらに強く主張する／主張を認めてもらえないとき

2-9　研究室のスペースや機材，設備のいざこざ …………… CD:14　41
　　　ボスの弁明／不満を訴える1／不満を訴える2／不満を訴える3

2-10　給与や奨学金問題の行きちがい …………… CD:15　42
　　　給与の支払いが遅れている／ボスの返事1／ボスの返事2／学科長に助けを求める

2-11　個人的な不測の事態への対処 …………… CD:16　43
　　　同僚に打ち明ける

2-12　研究施設外で仕事に関することを尋ねる …………… CD:17　44

第3章 苦情や不満の訴え
Making Complaints　　　　　　　　　　　　　　46

3-1　研究設備に対する苦情と不満 …………… CD:18　47
　　　話し合いを切り出す／やや強く訴える／さらに強く訴える／ボスに解決を求める／ボスの返事／やや強く訴える／さらに強く訴える

3-2　試薬や機器が使えないことに対する苦情 …………… CD:19　48
　　　話し合いを切り出す／やや強く訴える／さらに強く訴える／ボスに助けを求める／ボスの返事／やや強く訴える／さらに強く訴える

			CD:20	
3-3	研究が進められない不満			50

不満理由の例／訴えの前に／訴えの後に

3-4	同僚の言動についての苦情	51

		CD:21	
3-5	言葉の嫌がらせと性的な嫌がらせに対する訴え		52

些細な嫌がらせを訴える／やや深刻な嫌がらせを訴える／事務局に相談する／事務局幹部との面会の予約をする

		CD:22	
3-6	秘密主義と妨害についての苦情		53

隠し事を訴える／妨害を訴える

		CD:23	
3-7	金銭に関する苦情		54

立て替え金の返金を求める／返す気配がないとき／いくら待っても返してくれないとき／待っても埒があかないとき

		CD:24	
3-8	研究室外の生活に関する苦情		56

まず同僚に相談する／正当な訴え先に相談する

第4章 学会に出席し講演する
Attending and Speaking at Conferences　　58

		CD:25	
4-1	会場に到着し登録する		58

受付デスク／名前がないと言われたとき／その他の諸手続き

		CD:26	
4-2	講演会場の場所を尋ねる		60

		CD:27	
4-3	A/V担当者と打ち合わせる		60

試写をお願いする／預けたデータの返却の手はず／ポインターを借りる

		CD:28	
4-4	講演発表する		61

【講演の出だしについて】
誰に対して謝意を表すか／研究費についての謝辞／グループの紹介
【講演中の注意】
【講演を終了する際の注意】

		CD:29	
4-5	分科会の座長を務める		64

質疑応答をはじめる／質問が聞き取りにくいとき／質疑応答時間を終える／質問が多すぎる／困った質問に対処する／締めくくる

		CD:30	
4-6	想定外の問題が起こった場合の座長の対応		67

演者がいない／代理の演者が名乗り出た／機械の故障／映写機なしでもよいか聞く1／演者の返答／映写機なしでもよいか聞く2／中断する

第5章 講演後の質疑応答
Questions and Answers after a Talk　　70

- 5-1　質問をするときの心得 ……………………………………… CD：31　70
  下位の人が質問する場合／上位の人が質問する場合
- 5-2　適切なタイプの質問をするために ………………………… CD：32　71
  上位の人が質問する場合／下位の人が質問する場合
- 5-3　さまざまな質問に使える出だしの言い回し ……………… CD：33　72
- 5-4　質問を受ける側の問題 ……………………………………… CD：34　74
  質問が聞き取れない／質問内容がよく理解できない
- 5-5　内容が明白な質問に答える ………………………………… CD：35　75
  まず謝意を表す／質問を要約する／質問に答える
- 5-6　長く複雑な内容の質問に答える …………………………… CD：36　76
- 5-7　明らさまな敵対的質問に答える …………………………… CD：37　77
  分科会後へもち越す／何度も手を挙げる／丁寧に会話を断る

第6章 学会での上手なつき合い
Social Interactions at a Conference　　80

- 6-1　人々が行き交う中での挨拶 ………………………………………… 80
- 6-2　カクテルアワー ……………………………………………………… 81
- 6-3　会話をはじめる ……………………………………………… CD：38　82
  バーにて／知らない相手に話しかけられた／飲み物の注文／おごる／話を終える／知らない相手に話しかける／顔見知りに話しかける
- 6-4　会話を終える ………………………………………………… CD：39　85
  もっと話したいとき／後ほどまた話したいとき／食事に誘う
- 6-5　食事の形式 …………………………………………………………… 86
- 6-6　食事の席について …………………………………………… CD：40　86
- 6-7　食事での会話 ………………………………………………… CD：41　87
  仕事の話をはじめる／返事

| 6-8 | 席を外す | CD：42 | 88 |

理由を述べて途中退席する／食事が終わって／招待客の場合／主人の場合／もっと話をしたいとき／返事

| 6-9 | レディーファースト？ | | 90 |
| 6-10 | Toastの提唱とToastへの参加 | CD：43 | 92 |

略式の会での挨拶

| 6-11 | Toastのお祝いを受けたら | CD：44 | 94 |

参加者への短い挨拶／参加者への長い挨拶

| 6-12 | バスツアー | CD：45 | 95 |

バス乗り場を尋ねる／座席に座る／途中でバスを降りたとき

| 6-13 | 社交から抜け出す | CD：46 | 96 |

第7章 突然遭遇するより厄介な状況を切り抜ける
More Serious Disagreements, Confrontations and Difficult Situations　　98

| 7-1 | 軽い抗議を相手にいかに伝えるか | CD：47 | 98 |

エレベータ内で／列に並んでいて（in a queue）／階段講堂にて（in a lecture theater）

| 7-2 | 強い抗議を相手にいかに伝えるか | CD：48 | 99 |

上位の相手に対して／下位の相手に対して

| 7-3 | 強硬な抗議をさらに強めるには | CD：49 | 100 |

抗議を無視されたとき1／抗議を無視されたとき2／抗議を無視されたとき3

7-4	抗議に答える	CD：50	101
7-5	仕事に関する討論で受けた抗議に答える	CD：51	102
7-6	単なる抗議だけでは相手に自分の怒りを十分に表現できない場合		103
7-7	他の研究者に向けた怒り	CD：52	103
7-8	仕事上の問題で怒りの表明を受けた場合の対応	CD：53	104

7-9　事務局の人間，ホテルの従業員など一般の人々に
　　 怒りを表明する ･････････････････････････････････ CD : 54　105
　　　ホテルの予約がとれていない／料理がなかなか来ない

7-10　要望用件を断られる，または断るとき ･････････････ CD : 55　107

7-11　必須の用件を要求して断られる，または断るとき ･･･ CD : 56　109

第8章 仕事に関連した申し出・請求・面接
Conversations Related to Your Career　110

8-1　学会会場で新たな人脈をつくる ･････････････････ CD : 57　110
　　　e-mailで連絡した後，はじめて会う／相手が上位の研究者の場合／会場で話しかける／上位の研究者に話しかける／下位の研究者に話しかける

8-2　共同研究の申し出を断る ･･････････････････････ CD : 58　112

8-3　申し出や請求をする ･･････････････････････････ CD : 59　113
　　　申し出る／請求する

8-4　申し出や請求を承諾する ･････････････････････ CD : 60　114

8-5　申し出および請求を断る ･････････････････････ CD : 61　115
　　　申し出を断る／請求を断る／上位の人の申し出を断る／上位の人の請求を断る

8-6　会話から面接に移行する ･････････････････････ CD : 62　116
　　　種々の質問／面接をはじめる前に

8-7　正式の面接 ･･････････････････････････････････ CD : 63　117
　　　質問がよくわからないとき／追加資料送付の申し出／質問の答えが聞きとれないとき／面接を終える／最後に／採否通知の方法を告げる

第9章 電話でのコミュニケーション
On the Telephone　120

9-1　電話をかける ････････････････････････････････ CD : 64　120
　　　相手を確認する／相手が本人の場合／本人でない場合／職場などの窓口にかけたときの対応／話したい相手を告げる／相手が不在と言われた

			CD：65	
9-2	電話での会話	………………………………………………		123

聞き返す／反復して確認する／名前のスペルを言う／相づち

			CD：66	
9-3	電話にでる	…………………………………………………………		125

他の人にかかってきた電話に出たとき／あなた宛だが手が離せないとき

			CD：67	
9-4	伝言を受ける	………………………………………………………		126

電話を切る前に

			CD：68	
9-5	電話での会話を終わらせる	…………………………………		127

かかってきた電話を終わらせる／かけた電話を終わらせる／相手が話し続ける場合

			CD：69	
9-6	緊急事態に助けを求めるための電話	………………		129

近所の人に助けを求める／代わりの人の紹介を求める

			CD：70	
9-7	お詫びの言葉	………………………………………………………		130

第10章 耳の訓練－専門用語の正しい発音
Practice for Your Ears　　　　　　　　　　132

		CD：71	
A-D	…………………………………………………………………		133
E-N	…………………………………………………………………		136
O-W	…………………………………………………………………		139

- ● あとがき ……………………………………………………………… 142
- ● 索　引 ………………………………………………………………… 143

※目次中の"CD：1"は付属CDのトラックナンバーを表しています．

本書の構成

本書は，海外留学・国際学会への参加・キャリアのための面接など，研究生活の中で出会うさまざまなシチュエーションに対応した英会話表現を取り上げています．

挨拶や自己紹介などの必要不可欠な表現はもちろん，苦情・断り・抗議・反論といった，日本人がとりわけ苦手とする"言いにくいこと"を，丁寧かつスマートに相手に伝える方法を解説しています．

本書をマスターすれば，英会話のみならず，研究者としての心構えやマナーまで身に付きます．

＊印
英語表現において気を付けるべきポイントです

CDマーク
付属CDのトラックナンバーを記載しています

memo
主にシチュエーションごとの心構えについて記載しています

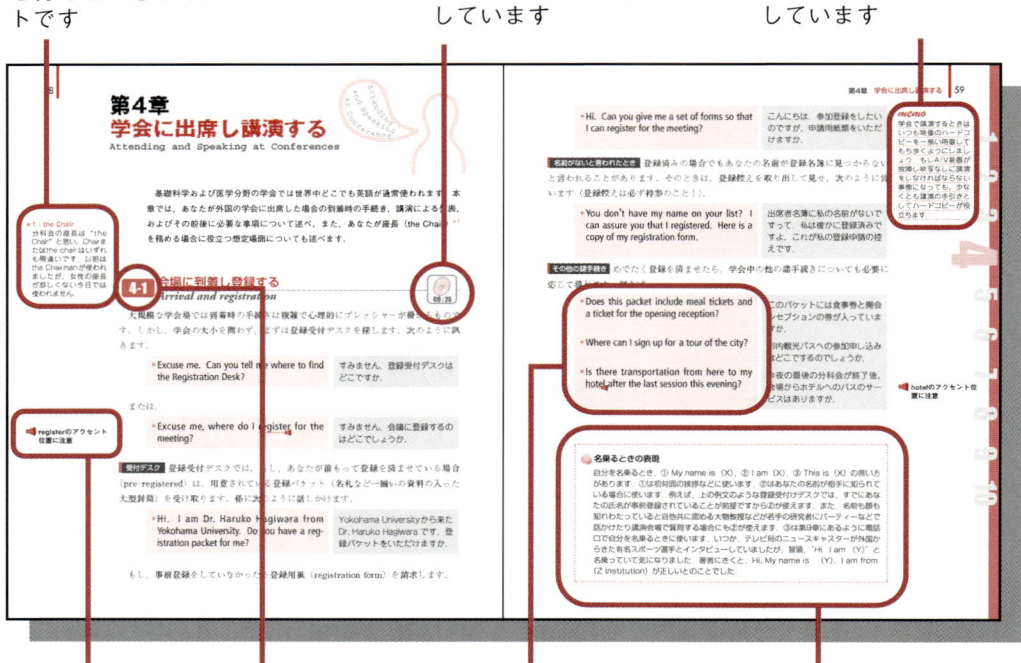

のマーク
発音やアクセントを特に間違えやすい単語です．繰り返しCDを聞いて，耳を慣らしましょう

4-1 セクション番号
各セクションごとに，CDのトラックが分かれています

英会話表現例文
BOXに入っているすべての英会話表現例文がCDに収録されています

ページ下のコラム
著者・訳者の体験談や，知っておきたい英語の豆知識などが盛り込まれています

付属CDの使い方

付属CDには，本書掲載のすべての英会話表現例文が収録されています．
ナレーター：Ann M. Körner, Julian Schlusberg　　全73トラック，約52分

本文中のセクションタイトルの右にある番号"**CD:1**"はCD中のトラックナンバーを表しています．CDプレーヤーでこの番号を指定すると，該当するセクションに含まれる英会話表現例文が再生されます．

●まずはCDを聴いてみましょう
本書の誌面を見ずに，耳に残るように繰り返し聴くことが大切です．

●声に出して反復してみましょう
CDからの音声にならって違和感なく反復できれば，すでに正しい英語が身についていると言えます．思った通りに発音できないときはテキストを確認し，もう一度CDを聴いてみましょう．

トレーニングのコツ
- 英文と並ぶ日本語訳はあくまでも参考です．CDを聴くときには訳文を見ずに，英語の世界に集中しましょう．
- 日本人は語尾の発音があいまいになりがちです．過去形のdや複数形のs，その他語尾のg, t, nの発音は非常に重要ですので，最後まではっきり発音するよう意識しましょう．
- カタカナ英語の間違った発音にならないよう注意しましょう．

CD再生についての注意
- 本書の付属CDはオーディオCDとなっています．音楽CDプレーヤーで再生することが可能です．
- 音楽CDに対応したCD-ROMドライブ，DVD-ROMドライブを搭載したパソコンで，音楽CD再生ソフトウェアを利用して再生することも可能です．
- パソコンでご使用になる場合はCD-ROMドライブとの相性により，ディスクを再生できない場合があります．ご了承ください．

コンピュータで再生する際の注意点
- 処理速度の早さが音の分離に影響することがあります．
- スピーカーの精度によって音の分離に多少差がでる可能性があります．

※本書に掲載された英会話表現例文はすべて著者の書き下ろしであり，登場する人物などはすべて架空の名称です．
※付属CDに関する電話によるお問い合わせは一切受け付けておりませんので，あらかじめご了承ください．
※付属CDの内容を無断で複写，複製（コピー）することは，著作者および出版社の権利の侵害となりますのでご注意ください．
※付属CDのご利用によるいかなる損害に対しても（株）羊土社では責任を負えませんのであらかじめご了承ください．

第1章
挨拶と紹介
Greetings and Introductions

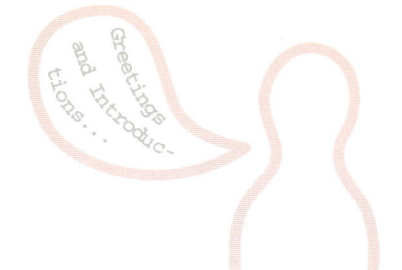

近年，礼儀を厳格に守った言い方（strict protocol）は世界中どこでも廃れつつあり，くだけた言い方にとって代わりつつあります．したがって，英語の世界に身をさらされた日本人にとって，くだけた言い方でよい場合と無作法ととられる場合とを区別するのは，大変難しい問題でしょう．一般的に言えば，選択に迷った場合，過度に礼儀正しい言い方の方が，くだけた言い方より安全です．ただし，あなたが一番上位の立場にある場合は違います．その場合は，一段と打ち解けた会話でまわりの人々の緊張を和らげるようにしましょう．

1-1 挨拶
Greetings

次の挨拶は最も礼儀正しいよく知られた言い方です．

• Good morning.	おはようございます．
• Good afternoon.	こんにちは．
• Good evening.	こんばんは．

挨拶の場面で，相手が男性であろうと女性であろうと，もし先方から手を差しのべられたら握手します．もし，あなたが相手より上位である場合は，あなたから手を差しのべるかどうかは，あなた次第です．しかし，相手が手を差しのべてきた場合は，握手しないと傲慢な態度と受け取られ，失礼にあたります．下位の人をくつろがせるのは上位の者の務めです．

相手の名前を知っている場合は挨拶の後に付け加えます．

• Good morning, Professor[*1] Grand.	Grand教授，おはようございます．

立場の違いによって異なる挨拶の仕方 相手が男性であろうと女性であろうと自分より上位の場合は，先方からの話しかけを待ちます．

[*1]: Professor
学術の世界では挨拶で相手の名前にProfessorの称号を付けるのはFull Professorの場合だけで，Assistant ProfessorとAssociate ProfessorにはDr.を使います．

あなたが上位の場合は次のように言います．

- Good morning, how nice to see you.

おはようございます．お目にかかれて嬉しいです．

"How nice to meet you（はじめまして）"は使わず，"How nice to see you"を常に使いましょう．ただし，初対面であることが明白な場合は，"How nice to meet you"を使います[*2]．"How nice to meet you"と言った場合，大変ばつが悪いことが起りかねません．例えば，相手に「いや，昨年セントルイスであった病理学会でお会いしましたね（But we met last year at the pathology meeting in St. Louis.）」などと言われかねません．

会ったことのある人に"はじめまして"と言ってしまった このような間違いに遭遇した場合は，次のように礼儀正しく詫びます．

- I do[*3] apologize; please forgive me.

大変失礼しました．どうかお許しください．

次のように少しくだけてもいいでしょう．

- I'm so sorry; I'm still recovering from jet lag.

いやあ，失礼しました．時差ボケがまだ直っていないようです．

または，

- I'm so sorry; my memory isn't what it used to be.

いやあ，失礼．近頃どうも忘れっぽくなりました．

よく知る相手への挨拶 より打ち解けた状況で，しかもよく知っている相手の場合は，

- Hi, how are you? Nice to see you[*4].

やあ，元気？ お会いできて何よりです．

"Hi, how are you?"と言われた場合は"Hi, how are you?"と反復して礼儀正しく挨拶を返します[*5]．ただし，相手があなたの体調（例えば，あなたの病後）を気遣って挨拶してきた場合は別です．その場合，相手は次のように"you"を強調して挨拶してきます[*6]．

＊2：meet
初対面でなくてもmeetを使う場合があります．**2-7** *2を参照．

＊3：do＋動詞
"I do apologize"のように，"do＋動詞"のdoはそれに続く動詞を強調することによって"大変"とか"深く"の意味を表します．すなわち，"I apologize（お詫びします）"に比べて"深くお詫びする"意味になります．

＊4：How do you do?
"How do you do?"という挨拶はもはや大変時代遅れだそうです．少なくとも著者は使わないそうです．

＊5：礼儀正しい答礼
Hi, how are you? に対する答礼として，"I'm fine, thank you. And you?"も使えますが，最も礼儀正しいのは"Hi, how are you?"の反復だそうです．

＊6：言葉の抑揚
挨拶交換における返事の際の"you"の強調と同様，言葉の抑揚を使った多様な表現については，**9-2** におけるMmm hmm, Uh huh, Yes, I seeなどの相づち言葉も同じです．

• How are **you**?	お元気ですか.

それに対しては次のように簡単に答えます（大変親しい間柄でないかぎり）.

• Fine, thank you.	ありがとう．お陰さまで元気です．
• I'm much better.	大分よくなりました．
• Thank you for asking.	気にかけていただきありがとう．

複数名に対する挨拶 少人数のグループに出会った場合（例えばホテルのロビーで），"Good morning"，"Good afternoon"，"Good evening" と礼儀正しく挨拶しますが，よく知っている相手の場合は次のようなより打ちとけた挨拶が使えます．

• Hi guys*7.	やあ，みんな．／やあ，皆さん．

*7：guys
複数形guysはグループへの親しみを込めたアメリカ英語．たとえ女性がいても使います．

廊下などで人々とすれ違った場合も "Good morning" などの挨拶が使えますが，もし，あなたがその人たちより上位である場合，相手を緊張させないためにも次のように呼びかけます．

• Hello there.	やあ，こんにちは．／やあ，どうも．

Helloのアクセント位置に注意．以下，単語の正しい発音を確かめたい場合は，Answers.com（http://www.answers.com）が有用です

同じ身分の者同士がすれ違った場合は次のように言います．

• Hi there.	やあ，どうも／やあ，こんにちは

もし，上位の人たちのグループとすれ違った場合は，にこやかに軽く頭を下げます．しかし，こちらから言葉を投げかけることはありません．

1-2 紹介
Introductions

CD：2

ここで扱うのは社交上の紹介の仕方です．他の場面での紹介の仕方については，第2章（ 2-1 ， 2-2 ），第4章（ 4-4 ），第6章（ 6-3 ， 6-10 ， 6-12 ），第8章（ 8-1 ），

第 9 章（**9-6**）で扱います．社交上の紹介では，紹介の労をとる者は紹介する両相手の氏名を知っていなければならず，知らないとばつの悪いこと（embarrassment）がしばしば起こります．

上位の人に紹介する　紹介の労をとる場合，例えば，友人Smith博士を大物の林教授に紹介する場合，2人で林教授のもとに行く前にあらかじめSmith博士に対し次のように口火を切ります．例えば，

- I'd like you to meet*1 Professor Hayashi.　　Hayashi教授にお引き合わせしましょう．

*1：meet
初対面でなくてもmeetを使う場合があります．**2-7** *2を参照．

または，

- I'd like to introduce you to Professor Hayashi.　　Hayashi教授にご紹介しましょう．

次いで，上位の林教授のもとにおもむき下位の人物であるSmith博士を次のように紹介します．

- Professor Hayashi, I'd like you to meet Dr. Smith.　　Hayashi教授，Smith博士をご紹介します．

近づいてきた知り合いを紹介する　あなたが誰かと話をしているとき，もし，あなたがよく知る人物が近づいてきて話しの輪に加わりたい素振りを示した場合は，まず上位の人物に対して下位の人物を紹介します．例えば，あなたが林教授と話しているときにSmith博士が話の輪に加わった場合は次のように言います．

- Professor Hayashi, this is Dr. Smith.　　Hayashi教授，この方はSmith博士です．

また，あなたがSmith博士と話しているときに林教授が話の輪に加わった場合は次のように言います．

- Professor Hayashi, how nice to see you. This is Dr. Smith.　　Hayashi教授，お目にかかれて嬉しいです．この方はSmith博士です．

*2：Professor
学術の世界では挨拶で相手の名前にProfessorの称号を付けるのはFull Professorの場合だけで，Assistant ProfessorとAssociate ProfessorにはDr.を使います．

*3：How do you do?
"How do you do?" という挨拶はもはや大変時代遅れだそうです．少なくとも著者は使わないそうです．

◀ cardの母音aの特徴に注意

*4：contacted
contactedと過去形になっていることに注意．

■自分を紹介して欲しいとき　もし，あなた自身が紹介してもらいたい場合，例えば，Foster教授とは初対面の場合，同僚のWhitney博士に対して次のように紹介を依頼します．

• Dr. Whitney, would you be kind enough to introduce me to Professor*2 Foster?	Whitney博士，私をFoster教授に紹介していただけませんか．

■紹介された後に交わす挨拶　紹介を受けた後に交わす挨拶として次の3例をあげます*3．最初の文が最も礼儀正しく，3番目の文は最も打ち解けた言い方です．

• It's a great honor to meet you.	お目にかかれて大変光栄です．
• It's a pleasure to meet you.	お会いできて嬉しく存じます．
• Hi, nice to meet you.	やあ，どうぞよろしく．

最初の文は著名な人物に紹介されたときに使え，2番目の文は高度に公式的，または普通の公式挨拶に使えます．3番目の文は肩のはらない状況（informal situations）下で使え，また，上位の人物が下位の人物に対する挨拶に使えます．

■名刺交換　人に紹介されたとき名刺交換の習慣はありません．ただし，その人が後日あなたと連絡を取りたいと望んだ場合は別で，次のように言います．

• Here's my card.	私の名刺です．

場合によっては次のように付け加えます．

• It would be easiest if you contacted*4 me by e-mail.	e-mailでご連絡ください．それが一番簡単です．

■名前を確かめる　ある人物を紹介されたが，その人の名前をはっきり聞き取れなかった場合があります．その場合，名前を確かめるには，会話の最後に次のように訊くといいでしょう．

• Do you have a card?	名刺をおもちですか．

または，

- Would you be kind enough to write your full name down*5 for me?

お名前をfull nameで書いていただけませんか.

*5 : ...write your full name down...
目的語がもっと長い句である場合はdownをwriteの直後に置いて, "...write down 目的語..." のようにするのが普通です.

自分の名前の読み方を訂正する ある人物を紹介されたが, その人があなたの名前を正しく呼び返してくれなかった場合は, 笑顔で次のように言うとよいでしょう.

- It's a difficult name. It's pronounced "Futaetsu".

珍しい名前でしょう. Fu-ta-e-tsuと言います.

○○と呼んでください 互いにfirst nameで呼び合っている人たちに対してあなたの名前が称号付きで紹介された場合は, 次のように言います.

- Please call me Toshio.

どうぞToshioと呼んでください.

1-3 雑談／閑談
Small talk

話しを切り出す よく知らない相手と何らかの言葉を交わしたい場合には, 当たり障りのない (neutral), 例えば次のような話題を選ぶとよいでしょう.

- We've been lucky to have such fine weather.

今日はすばらしい天気になりましたね.

- It's a pity that the weather has been so bad.

天気が悪く残念ですね.

- This is a really nice place for a meeting.

ここは学会には打って付けのよい場所ですね.

- I did enjoy the lecture yesterday by Professor Whitney.

Whitney教授の昨日の講演は本当によかったです.

- I am looking forward to*1 Professor Samuel's lecture.

Samuel教授の講演が楽しみです.

*1 : looking forward to
looking forward toの後には名詞または名詞形がきます. 動詞がくるのは間違いです.

このような話題はいずれも相手に話のきっかけを与えます. 相手は礼儀正しくうなずくにとどまるか, あるいは, これをきっかけにさらに話がはずむことになります. その際, ついつい自己紹介する機会を逸したままに話がはずむことがあります. 例えば学会

会場で相手が名札を下げていない場合，自分の名札を見せながら礼儀正しく相手の名前を尋ねます．

話の途中で自己紹介する 例えば，

• I've really enjoyed our conversation. My name is Junko Nakahara; might I ask you your name?	本当に楽しくお話しさせていただきました．申し遅れましたが，私はJunko Nakaharaと申します．あなたのお名前をお伺いしてもよろしいでしょうか．

それほど礼儀正しく尋ねる雰囲気ではない場合は，

• It's been great talking to you. My name is Junko Nakahara. What's yours?	今日はこんなに楽しくお話しできて最高です．私の名前はJunko Nakaharaと言いますが，あなたのお名前は？

話題を変える 雑談の途中，特定の話題に切り換えたいことがあります．その場合は，次のように切り出します．

• I wonder whether this is a good time to ask you about a point that*2 you raised in your presentation*3.	さて，あなたがご発表の中で取り上げられていた点について，今ここでお尋ねしてよろしいでしょうか．

または，

• Perhaps*4 now is not the right time but I'd be really grateful if we could discuss the possibility of a collaboration.	今このような所で提案するのはどうかとは思いますが，共同研究についてのご相談をさせていただければ大変幸甚ですが．

*2：thatかwhichか
関係代名詞thatとwhichのどちらを使うか迷ったときは，その文にincidentallyを仮に入れてみることです．Incidentallyの挿入で文の意味が変わらなければwhichを，変わればthatを使います．

📢 collaborationの第1音節の母音oの特徴に注意

*3：presentation
presentationをうっかり「プレゼン」などと口走らないように．

*4：perhaps
perhapsは丁寧な依頼の意味をもちます．

🍥 **"I wonder ……" ではじまる質問**

"I wonder whether…" の他に "I wonder if…" と "I wonder whether or not …" の訊き方がありますが，内容的にはさほど違いはありません．強いて言えば，"I wonder if…" は会話でも文章でも使える最も日常的 (colloquial) なものです．"I wonder whether or not …" は最も形式張ったもので，特に返答を要求する質問であることを相手に意識させる (warn) ときに使います．

もし，雑談を続けている人たちの会話を中断して用件を伝えたい場合は，次のように言います．

| • Excuse me for interrupting but I need to ask you to go into the auditorium now. | ご歓談中すみませんが，会場にお入りいただく時間です． |

 auditorium のアクセントに注意

これは，例えば講演会などの休憩時間でよくみられる光景です．

1-4 会話を終わらせる
Ending a conversation

あなたの方から会話を終わらせたい場合，状況に応じて次のような言い方を選ぶことになります．礼儀正しい言い方からより打ち解けた言い方の順に並べました．

• It has been an honor to talk to you but I am afraid I must ask you to excuse me because I have to prepare my talk for tonight.	今日はお話しできて大変光栄でした．しかし，今晩の講演の準備をしなければなりません．これで失礼させていただきたいのですが．
• Please excuse me but I have to go[*1] and prepare my talk.	ごめんなさい．講演の準備をしなければいけませんので，これで失礼します．
• I'm sorry to break off our conversation but I have to meet[*2] Dr. Baker in ten minutes.	折角の会話を中断してごめんなさい．実は，10分後にBaker博士と会うことになっていますので．

*1：have to go
9-5 の『便利な言い回し "I have to go"』を参照．

*2：meet
会う場所と時間をあらかじめ特定している場合は，たとえ会う相手が初対面でなくても "meet" を使います．

---

talk と speak の違い

動詞talkとspeakは本書の会話文の随所に出てきます．両者の端的な違いは，例えば，"I want to talk to you" と言った場合は，あなたとの相互の話し合いを意味します．対照的に，"I want to speak to you" と言ったの場合は，一方的に「あなたに告げたいことがある」と言う意味で，話す相手からの返事を必ずしも期待しない言い方です．

- It's been great talking to you but I've got to run.

  お話しできて最高でした．急いで行かなくてはならないので，これで失礼．

- I'd love to chat some more but I don't have the time right now.

  もっとお話ししたいのはやまやまですが，今は時間がないので失礼します．

別れの挨拶 会話の終結を待って，次のような挨拶と共にその場を離れます．ここでも礼儀正しい言い方からより打ち解けた言い方の順に並べました．

- It has been a pleasure talking to you. Goodbye.

  お話しできて楽しかったです．では，ごきげんよう．

- It's been nice to have a chat. 'Bye.

  おしゃべり楽しかったですね．では，いずれまた．

- See you later.

  ではまた．

場合によっては次の言葉を付け加えます．

- I hope we'll be able to continue this conversation tomorrow.

  この話は明日また続けられるといいですね．

- Perhaps*3 I'll see you at the seminar this afternoon.

  今日の午後のセミナーでまたお会いしましょう．

*3：perhaps
　perhapsは丁寧な依頼の意味をもちます．

1-5 厄介な状況
Problematic situations

紹介する人の名前を忘れた 社交のやりとりにおいて，思ったとおり進まないことが間々あります．例えば，2人の人物を引き合わせる段になって，緊張のあまり両人または片方の人の名前を思い出せないことがあります．その人が講演した内容はもれなく記憶しているくせに名前だけ一瞬出てこないことだってあることです．そのような場合の解決策として次のような言い方があります．

- Please introduce yourselves; I don't trust my pronunciation.

あなたのお名前を正しく発音する自信がありません．ご自身で紹介いただけますか．

あるいは，場合によっては，

- Dr. Whitney, I am sure you will enjoy talking to...

Whitney博士，ご紹介するまでもないでしょう．どうぞお話しなさってください．

と言ってもよいでしょう．ここでの3連のドットは言いよどみを表し，名前を思い出せないことを相手に察知させる合図です．同様に，ある人物に紹介された場合，引き合わせてくれた人が明らかに自分の名前を思い出せないことを察知したら，自分から名前を名乗って恥をかかせないようにします．

間違って紹介された もし，あなたの名前が間違って紹介された場合は，礼儀正しい態度で次のように正しましょう．

- Excuse me, but my name is Futamura and not Fatimura.

すみません，FatimuraではなくFutamuraです．

名前以外についても，同様の言いまわしで間違いを正せます．

- Excuse me, but I am from Kyushu University not Kyoto University.

すみません，私の所属はKyushu Universityです．Kyoto Universityではありません．

面識のない人達に対して自分の存在をアピールする あるグループの輪の中にいるものの無視され，相手にされないことがあります．それは多分，その人たちはあなたに見覚えがないからでしょう．そのようなときは，一番近いところにいる人物に次のように自己紹介します．

- I am Hiroshi Funada from Yokoyama National University.

Yokoyama National UniversityのHiroshi Funadaと申します．

この自己紹介はグループの人たちにあなたの存在を気付かせるきっかけになります．グループの人たちがそれでもあなたを無視し，居づらいと感じたら次のように言い訳をつぶやいてグループから離れます．

- Excuse me but I have to leave now.

失礼．ちょっと行くところがありますので．

話したくない相手に話しかけられた：礼儀正しく断る ある人物が話しかけたい素振りを見せても，あなたはその人物と話したくない場合があるでしょう．その場合は，会話がはじまる前に次のように礼儀正しく断ります．

- I'm sorry; I don't have time to talk to you now.

ごめんなさい．今ちょっとお話しする時間がありません．

または，

- I would rather not discuss our conflicting results now.

われわれの相容れない結果の論議は今は避けたいのですが．

または，

- I can understand that you want to discuss our results but, if you have something that you want to tell me, please put it in writing.

われわれの結果について論議を望まれるのはよくわかりますが，仰りたいことは書面にしていただけませんか．

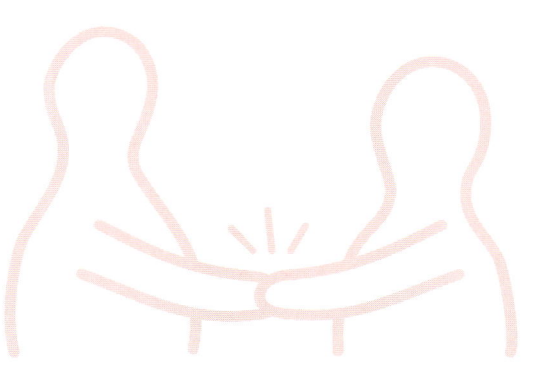

第2章 新しい研究室または臨床施設にて

In a New Laboratory or Clinic

In a new Laboratory or Clinic...

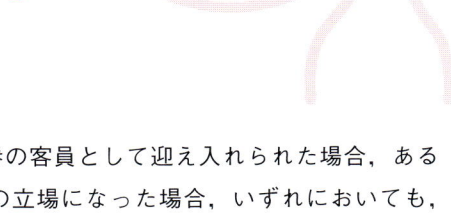

あなたが研究室または臨床施設に新参の客員として迎え入れられた場合，あるいはあなた自身が客員を迎えるホストの立場になった場合，いずれにおいても，仕事上のいろいろな問題に直面することになります．本章では不測の事態も含めて，それら問題にいかに賢明に，かつ適切に対処すべきかを述べることにします．

2-1 研究室または臨床施設での人物紹介 *Introductions in a new laboratory or clinic*

CD：6

あなたが基礎研究室または臨床施設に客員としてはじめて迎え入れられたとき，または，あなたがホストの立場ではじめての客員を迎え入れたとき，まずは人物紹介をします．英語が常用語である研究室では構成員間に厳密な上下の関係はないのが普通です．しかし，臨床の世界では，しばしば，医師は看護師，技師，秘書など他の構成員よりも上位にあると自認しています．しかし，客員に対しては，職種に関係なく全員が等しく重要な働きをしていることを前提にして紹介すべきです．

人物紹介 一連の人物紹介は次のように進めます．

• I'd like you to meet Dr. Watanabe, who is a member of our Radiology practice.	Watanabe博士を紹介します．放射線診療室の担当です．
• This is Dr. Okazaki, a postdoctoral fellow from Dr. Nishikawa's laboratory.	Nishikawa研究室からきているポスドクのOkazaki博士です．
• This is Toshio Nakaya; he's a graduate student in his third year.	Toshio Nakaya君です．大学院3年生です．
• This is Miss Suzuki, our technician and laboratory manager.	Suzukiさんです．テクニシャンと研究室マネジャーを兼ねてくれています．
• This is Miss Ohno, our secretary.	秘書のOhnoさんです．

postdoctoralの発音とアクセント位置に注意．また，略称post-docについてもカタカナ化された発音に日頃慣れ親しんでいるだけに，違いに注意．同じ母音oでも，いろいろ発音が違うことに注意

laboratoryのアクセントが第２音節に置かれた例

secretaryの発音とアクセント位置に注意

- This is Mrs. Mikami, who takes care of all the glassware and equipment.

Mikamiさんです．研究室のガラス器具と備品類の面倒を全部みてくれています．

客員の紹介 前項「人物紹介」のところで挙げたいずれの例文にも，客員についての紹介を付け加えられます．例えば，最初の例文のWatanabe博士の場合は，次のようになります．

- Dr. Watanabe, this is Dr. Feinstein from New York University.

Watanabe博士，この方はNew York Universityから来られたFeinstein博士です．

前述の一連の公式紹介では，大学院学生の場合に限ってfirst nameとlast nameの両方で紹介されていることに注目してください^{memo}．

memo
この中で，研究者でありかつ肩書きがないのは大学院生だけですが，"Mr." や "Mrs."，"Ms." をつけて呼ぶと，あまりにも改まった紹介になりすぎるため，氏名で呼ばれています．

紹介された後の挨拶 このように紹介された場合は，

- It's a pleasure to meet you.

お目にかかれて嬉しいです．

という挨拶を返しますが，次のように一言付け加えるのもいいでしょう．

- It's a pleasure to meet you. Please call me Toshio.

お目にかかれて嬉しいです．これからはどうぞToshioとfirst nameで呼んでください．

2-2 グループメンバーの役割分担を説明する
Explanations of the roles of members of the group

グループメンバーを客員に紹介する際に，客員にとって具体的な助けになるように役割分担などを補足して紹介するのがよいでしょう．例えば，

- Miss Ohno will be happy to help you with any problems that you might have while settling into your new accommodation.

新しい宿泊施設への入居手続きなどで問題があったら，どうぞOhnoさんに申しつけてください．

- Toshio will help you find your way around the laboratory.

研究室全体の勝手についてはToshioがご案内します．

▶ laboratoryのアクセントが第2音節に置かれた例

- Dr. Okazaki will give you a set of reprints of our recent papers.

われわれの研究室の最近の研究成果の論文別刷りはOkazaki博士から受け取ってください.

▶ reprintのアクセント位置に注意

2-3 研究室または臨床施設を案内する
A tour of the laboratory or clinic

英語を話す客員にあなたの研究室または臨床施設を案内する場合，以下は特に有用でしょう．

役割分担の紹介が一通り終わったら，客員に対して，

- Please come with me; I'll show you around.

さて，ご一緒して施設内を案内しましょう．

と告げ，次のような場所を適宜示しながら施設を一巡することになります．

- This is the main laboratory.
- This is Professor Sugimura's office.
- This is the conference room.
- This is the cold room.
- This is the hot*¹ room.
- This is the P3*² facility.
- This is the room where we keep the equipment that we share with Professor Funada's group.
- These are our computer work stations.
- This is the men's room; the ladies' room is upstairs.
- The cafeteria is in the next building.
- The library is on the fifth floor.

これが大実験室です．
ここはSugimura教授のオフィスです．
ここは会議室です．
ここはコールドルームです．
ここはRI実験室です．
ここはP3実験施設です．
この部屋はFunada教授のグループとの共同利用機器室です．

これらは計算機ワークステーションです．

男性用手洗い室はここです．女性用手洗い室は1つ上の階にあります．

カフェテリアは隣の建物にあります．

図書室は5階です．

▶ laboratoryのアクセントが第1音節に置かれた例

＊1：hot
ここでのhotは放射能が強い，または放射能を扱うの意味です．

＊2：P3
P3のPは遺伝子組換え実験における物理的封じ込め(Physical Containment)の頭文字で，3はレベルを表します．

*3 : stockroom
stockroomは実験器具や試薬類が一括在庫管理されているところ．施設によっては，研究者は消耗品を直接外部業者に発注せずstockroomから伝票を切って入手します．

🔊 diagnosticのアクセント位置に注意

*4 : grand rounds
グランドラウンド．複数の診療科にまたがる医師が横断的に一同に会し，あるテーマについて専門的に議論する場です．

🔊 pathologyの発音に耳を傾ける

🔊 labの発音，特に最後の"b"に注意

*5 : the second floor
米国では地上と同じレベルを"the first floor."（1階），英国では"ground floor."と言います．したがって，英国では2階を"the first floor"と言います．

- The animal care facility is in the basement.
- The stockroom*3 is next to the animal care facility in the basement.
- These are the examining rooms.
- The diagnostic radiology unit is in the next building.
- The MRI center is across the street.
- Grand rounds*4 are held in the lecture theater on the first floor.
- The pathology lab. is on the second floor*5.

動物飼育室は地下にあります．

在庫品室は地下の動物飼育室の隣にあります．

これらは診察室の並びです．

放射線診断棟は隣の建物にあります．

MRIセンターは道路向かい側にあります．

グランドラウンドは1階の階段教室で行われます．

病理学実験室は2階にあります．

2-4 研究室内の案内
A tour of the laboratory

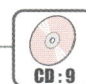

案内を別の人に頼む 客員に研究室周辺の施設の様子を一通り案内したら，次は研究室内の詳細な使い勝手を知ってもらいます．自身で案内しない場合は誰か他の者に対して，次のように頼みます．

- Toshio, would you be kind enough to show Dr. Feinstein around the facility?

Toshio君，Feinstein博士をご案内して研究室の使い勝手を説明して差し上げてくれないか．

案内をする もし，あなたがボスから案内役を頼まれたら，次のようないろいろな場所を案内して回ることになるでしょう．

*1 : bench
ここでのbenchは長椅子ではなく作業台を指します．

🔊 allocatedのアクセント位置に注意

🔊 hoodの発音に注意

- This bench*1 is common space.
- These benches are allocated to individual people. You will have your own space too.
- This is the tissue culture hood.

この実験台は共用です．

これらの実験台は各人の専用スペースです．あなたにも専用スペースが割り当てられるはずです．

これは組織培養用クリーンベンチです．

- Here is the electrophoresis equipment.
- All the optical equipment is kept in this room.
- This is where we keep all the equipment for HPLC.
- Here are the incubators and growth chambers.
- Standard chemicals are kept on these shelves.
- This is where we keep glassware and pipettes.
- All biological reagents for general use are kept in this refrigerator and in this freezer. You will have your own space in this refrigerator and in this freezer.
- All biological waste has to be disposed of [*2] here.
- All radioactive waste has to be stored here.

電気泳動装置はここにあります．

光学機器はすべてこの部屋に集められています．

ここにはHPLC用の機材がすべて保管されています．

インキュベータやグロースチャンバーはここにあります．

標準的な化学薬品はここの棚にあります．

ガラス容器とピペット類はここにあります．

一般的に使う生物学的試薬はこの冷蔵庫と冷凍庫に保存しますが，あなた専用のスペースも割り当てられるはずです．

生物資料廃棄物はすべてここに捨てます．

放射性廃棄物はすべてここに貯蔵保管します．

electrophoresisのアクセント音節の母音eの特徴に注意

incubatorsのアクセント位置に注意

pipettesのアクセント位置に注意

refrigeratorの発音とアクセント位置に注意

＊2：disposed of
　ここのdisposeは自動詞であることに注意．

2-5 施設内の規則と手続きの説明
Explanations of rules and procedures

　基礎の研究室や臨床施設内の規則と手続きは施設によってまちまちです．運営がよく行き届いた研究室や施設では規則は書類としてまとめてあります．もし，あなたが英語圏からの研究者を頻繁に迎え入れる立場にある場合は，規則と手続きをリストアップしたものを英語で用意しておくことを勧めます．新しく迎えた研究者には次のように言って渡すとよいでしょう．

- While you are working here, you will need to follow all our rules and procedures. Here they are, in English. Please study them carefully and let me know if you have any

ここではすべてわれわれの決めた規則と手続きにしたがっていただくことになります．英語で書いたものを渡しますので，よ

rulesの発音に耳を傾ける

proceduresのアクセント位置に注意

problems understanding any of them.

＜読んでおいてください．不明の点があれば訊いてください．

規則の書類がない場合 もし，規則としてまとめた書類を用意していない場合は，次のようにその内容を客員に提起します（raise the issues with your guest）．

- As you know, it is essential that you keep records of all details and results of all your experiments. Please provide an updated copy of these records weekly so that we have them for reference and can refer to them after you have left.

ご承知のことと思いますが，あなたの実験内容の詳細および結果は必ずすべて記録し，そのコピーを週ごとに提出してください．研究室資料として保管し，あなたがここを去られた後も参照できるようにします．

- If you need to order any chemicals or reagents, speak*¹ to Miss Suzuki. She will show you how to fill out the necessary forms and get a purchase order number.

薬品や試薬類の注文はSuzukiさんを通してください．必要書類への記入と発注番号の入手は彼女が教えてくれます．

- Please label all materials that you prepare with your name and share them, as far as possible, with other members of our group.

あなたが用意した試薬や資料はすべて自分の名前をラベルしてください．ただし，使用についてはできるだけグループの者と共用することを承知してください．

- The university's regulations prohibit use of radioactivity anywhere except in the hot room.

大学の規則によって，放射性物質の使用はこのRI実験室以外では禁じられています．

- The hospital's regulations only allow food in the cafeteria.

病院の規則により，カフェテリア以外での食事は禁止されています．

- You are only allowed to store and eat food in the conference room. No food or drink is allowed in the laboratory.

研究施設内で食べ物を貯蔵したり食事をするのは，この会議室以外では禁止です．

- We work from eight thirty in the morning until six in the evening and on Saturday mornings. Most of us take only two weeks vacation a year.

勤務時間は午前8時半から午後6時まで，土曜日は午前中です．年休は，2週間だけという人がほとんどです．

■ recordsは動詞形と名詞形でアクセント位置が異なることに注意

＊1：speak
1-4 "talkとspeakの違い"参照．

■ labelの発音に注意

■ prohibitの発音とアクセント位置に注意

■ laboratoryのアクセント位置に注意

- Lab. meetings are held every Monday at 9.00 a.m. and we have Journal Club at noon on Thursdays.

  研究室の打ち合わせ会は毎週月曜午前9時から，ジャーナルクラブは毎週木曜正午からです．

- We meet the clinicians on Fridays at 4.00 p.m.

  臨床の人たちとの会合は毎週金曜午後4時からです．

  cliniciansのアクセント位置に注意

- You are welcome to join me when I see patients on Tuesday and Thursday mornings.

  私は毎週火曜と木曜の午前中患者を診察しますが，いつでも同席してくださってかまいませんよ．

- There are department seminars almost every day of the week and they are advertised on this bulletin board.

  学部主催のセミナーはほとんど毎日あります．掲示板のアナウンスを見てください．

  advertisedの発音とアクセント位置に注意

  bulletinの第2および第3音節の発音に耳を傾ける

2-6 助言を乞う
Asking for help

　もし，あなたが客員として基礎研究所または臨床施設で過ごすことになった場合，決して助言を求めるのを躊躇しないことです．受け入れ側（host）はあなたが助けを必要とすることは当然承知していますから，喜んで質問に答えてくれるはずです．とはいえ，できるならグループの若い人を選んで質問し，上位の人にはやたらに迷惑をかけないことです．また，説明内容が複雑な場合はその場でノートをとるか，あるいは相手に書いてもらうことです．しかし，同じ質問は2度しないこと．ましてや同じ人に同じ質問を繰り返すのはもってのほかです．

礼儀正しい質問の仕方　教えや助言を乞う礼儀正しい言い方は次のようにいく通りかあります．

- I am sorry to bother you but could you tell me where I can get a white coat?

  ご面倒をかけます．白衣はどこで手に入れるのでしょうか．

  botherの発音に注意

- Excuse me, I wonder if*¹ you could tell me when Dr. Watson is expected in his office?

  Watson博士がオフィスに出てこられるのは何時ごろでしょうか．

  ＊1：I wonder ......
  1-3 『"I wonder ......"ではじまる質問』を参照．

healthの発音に耳を傾ける

- I am sorry to disturb you with yet another question but could you tell me how to obtain health insurance?

お忙しいところすみません．もう1つ教えてください．医療保険に加入するにはどのようにすればよいのでしょうか．

質問に答えてもらったら次のようにお礼を言います．

- Thank you so much.

どうもありがとうございました．

打ち解けた相手への質問の仕方 施設内の環境にも慣れ，同僚ともお互いfirst-nameで呼び合うようになった場合は，過度に礼儀正しい言い方をする必要はありません．しかし，礼儀正しくして何ら悪いことはありません．前述の質問の仕方をより打ち解けた言い方に代えると次のようになります．

- Joe, can you tell me where to get a white coat?
- When is Dr. Watson supposed to come in?
- What do I have to do to get health insurance?

Joe，白衣はどこで手に入れるのですか．

Watson博士はいつも何時頃出てこられますか．

医療保険に加入するにはどうすればよいのでしょう．

2-7 研究課題についての話し合い
Discussions of a project

CD:12

施設内の勝手もわかり規則も諸手続きの説明も受けて研究ができる環境が整ったら，研究課題について話し合うことになります．

話し合いを切り出す：ボスから客員へ あなたが受け入れ側（host）の場合は，話し合う時間について次のように切り出します．

*1 : sit down
ここでは文字通りの着席するという意味に加えて，「ゆっくりと」，「じっくりと」，「落ちついて」の意味が含まれています．

suitの発音に注意

- I would like to sit down*1 with you tomorrow and go over some of the experiments that you might do while you are here. Would 10.00 a.m. in my office suit you?

一度明日にでも落ち着いて話し合い，ここで進めてもらう実験課題について詳しく打ち合わせしたいのですが，私の部屋で午前10時ではどうですか．

第2章　新しい研究室または臨床施設にて　37

返事　客員の答えは次のようになります．

- Yes, that suits me very well. I look forward to our discussions.

はい，大変結構です．では，明日の話し合いを楽しみにしています．

🔊 forwardの発音とアクセント位置に注意

または，

- I am sorry. I need another day to get settled and would prefer to postpone our discussions until the day after tomorrow.

申し訳ありません．何やかんやで落ち着くのにもう1日いただきたいのですが．話し合いを明後日に延ばしていただけないでしょうか．

🔊 preferの発音とアクセント位置に注意

話し合いを切り出す：客員からボスへ　あなたが新着の客員であるのに，もし，ボス（host）が話し合いについて何も言い出さない場合は，あなたの方から次のように切り出します．

- Now that I have settled in, I wonder if you could set aside some time to discuss possible research projects with me.

やっと落ち着きました．私がここで行うことになる研究課題について，相談にのっていただける時間を割いていただけませんか．

🔊 researchのアクセント位置に注意

または，

- Even though we discussed my project before I arrived, I wonder if we might sit down together in the next few days and discuss the details of possible experiments.

研究課題についてはここに来る前にすでにご相談したところですが，一度ゆっくり話し合う時間を作っていただき，内容の詳細をご相談したいのですが．

🔊 detailsのアクセント位置に注意

話し合いを切り出す：客員から同僚へ　もし，あなたが共同研究に招かれて，その研究室の特定の同僚と一緒に研究を進めることが決まっている場合は，その同僚に次のように話しかけます．

- As you know, I've come here to work on the gene for the epsilon transcription factor with you. Do you have some time to talk about the project and how we might best work together?

ご承知のとおり，私はここに来てepsilon転写因子遺伝子の仕事をあなたと一緒にすることになっています．一度，時間をさいていただき，共同実験の計画を具体的に立てませんか．

🔊 epsilonの発音に耳を傾ける

ideaのアクセント位置に注意

*2：meet
ここで用いられているように，たとえ初対面でなくても，特定の場所を指定して人と会う場合はseeでなくmeetを使います．
1-1 1-2 参照．

返事 客員にそのように話しかけられたら，あなたは次のように賛同します．

- That's an excellent idea. Let's meet*² in the conference room tomorrow morning at 9.00 a.m. for an hour.

それはいいですね．明朝9時から1時間，会議室でいかがですか．

あるいは，条件をつける場合もあるでしょう．

- I'm sorry but I am really busy this week. However, we could meet next Monday late in the afternoon, at 4.30. Would that suit you?

ごめんなさい．今週はめちゃくちゃに忙しくてだめですが，来週の月曜日午後遅く，4時半ならいいですよ．あなたのご都合はいかがですか．

別刷りを求める 客員はその同僚の最近の研究成果について次のように論文の別刷りを請求してもいいでしょう．

reprintsのアクセント位置に注意

- I'd be very grateful if you could give me some reprints of your recent papers.

あなたの最近の論文の別刷りをいただけたらありがたいのですが．

*3：疑問符「？」
構文としては疑問形ではないにも関わらず疑問符？が付いていることに注意．これは答えを必要としない問いかけに使われ，修辞疑問文 (rhetorical question) と言います．抑揚は疑問文に同じです．

手助けを求める また，次のように新しい研究室でのe-mailアカウント設定に助けを求めてもよいでしょう．

- I'm sorry to disturb you but I wonder if you could help me set up an e-mail account here?*³

お邪魔でしょうが，私のこの研究室でのe-mailアカウント設定を手伝っていただけませんか．

2-8 研究課題についてのいざこざ
Disagreement about the project

新着の客員，受け入れ側（host）の両方にとって，この段階まで順調に進む場合はよいのですが，期待通りに進まないこともままあります．例えば，本項で述べる期待に反した研究課題（project）や，実験台などのスペース，機材，設備（**2-9**），または生活費の問題（**2-10**）でいざこざが生ずることがあります．以下，3項続けて問題と適正な対処を例示します．

研究課題が予定と違う あなたが他の研究室に客員として着任した場合，来訪前に予期していた研究課題とは異なるものを研究責任者（ボス，principal investigator）から与えられることがあります．その場合，次のように抗議できます．

- The project that you want me to work on is very interesting but it is not the one that we agreed upon before I came here. As you can see from this e-mail, I thought I was going to be working on the epsilon transcription factor.

あなたが新たに私に提案された課題は大変興味深いものですが，私がここに来る前に同意したものとは違います．このe-mailにありますように，私はepsilon転写因子について研究するものとばかり思っていました．

ボスの返事 ボスは次のように答えるかも知れません．

- Oh, yes, of course. I forgot. You can certainly work on ETF but I thought you might find my other suggestion more interesting.

あ，そうでしたね．忘れていました．もちろんETFの仕事をしてよろしいですよ．あなたが今度の計画の方にもっと興味をもたれるのではと思っただけです．

このような答えが返ってきた場合は，それで問題解決です．しかし，

- Yes, but I have changed my mind.

その通りですが，考えを変えたのです．

と言い張る場合があります．

強く抗議する もしあなたが本来の課題で研究することを決心している場合は，次のようにさらに強く抗議します．

memo
あなたの期待通りにことが運ばない事態，あるいは特定の人物に対する不満を解決するには，まず周囲の人々と適切な連絡をとることを勧めます．また，外国にいる研究者と取り決めを結ぶ際には，必ずその内容の詳細をすべて書面にしておきましょう．

*1：do＋動詞
"I do apologize"のように，"do＋動詞"のdoはそれに続く動詞を強調することによって"大変"とか"深く"の意味を表します．すなわち，"I apologize（お詫びします）"に比べて"深くお詫びする"意味になります．

- I am sorry but I really came here to work on ETF. I hope that you don't have a problem with that. You did say*1, in your e-mail of November 6 2006, that I would be working on ETF.

申し訳ありませんが，ここにはETFの仕事をするために来させていただきました．何か問題があるのでしょうか．2006年11月6日付のあなたからのe-mailでは，ETFの仕事をしてもよいと書いてあります．

さらに強く主張する ボスがそれでも本来同意した課題と異なる課題を言い張る場合は，次のように主張します．

- I am sorry but I just can't do that. It is essential for my research in Japan that I learn to purify ETF while I am here, just as I wrote in my original message to you and as you agreed.

申し訳ありませんが，とにかくおっしゃる課題は承服できません．ここに滞在中に，ETFの精製法を習得することが日本での私の仕事に必須なのです．それは私が差し上げたお手紙で書いたとおりで，あなたも同意されたことです．

主張を認めてもらえないとき それでもなおあなたの主張が認められない場合は，受け入れ側施設の学科長または母国の出身研究施設の上司に訴える必要があり，ボスに対して少なくともその素振りを次のように示します．

- I am really sorry but we had an agreement and the agreement is in writing. If you are not prepared to abide by our agreement, I shall have to talk to the Chair of the Department.

本当に申し訳ありませんが，これはご同意いただいたことで書面に記してあります．この同意事項を守っていただくご意志がないのであれば，学科長にお話しをもって行かざるを得ません．

または，

- I shall have to write to Professor Suzuki and see what he wants me to do.

Suzuki教授に手紙を書いて，判断を仰がざるを得ません．

2-9 研究室のスペースや機材，設備のいざこざ
Disagreements about space and equipment

ボスの弁明 どこの研究室でも人が過密で仕事のできるスペースも余裕がないものです．新参の研究者は期待通りのスペースが確保できないのが普通です．ボスは次のように弁明するでしょう．

- I am sorry that we don't have much space for you right now but, when Dr. Kawasaki leaves in a few months, there will be more room for you.

申し訳ないが，現在のところスペースの余裕がないのですよ．しかし，数カ月後にKawasaki博士が移る予定なので，その後はあなたのスペースは広くなるはずです．

または，

- I am sorry that you will be rather cramped but you and Dr. Kawasaki will have to share a bench for the time being.

あなたに窮屈な思いをさせて申し訳ないが，しばらくの間は，Kawasaki博士と実験台を共用して使っていただくことになります．

不満を訴える1 しかし，もし新参のあなたにとって，スペースや機材，設備がどう見ても明らかに不当な場合は次のように不満を訴えます．

- I am sorry to be difficult but there is just not enough room for me to set up my experiments and I really need access to an HPLC system on a regular basis.

手の焼けることを言ってすみませんが，実験をはじめるのに必要なスペースがどう見ても足りません．組み立てたHPLC系を常時使用できるスペースが必須なのです．

▶ accessのアクセント位置に注意

不満を訴える2 前記の訴えによって不満が解消した場合はよいですが，解消しなかった場合は次のように続けます．

- I really cannot do my work without more space and access to an HPLC system.

もう少しスペースをいただき，HPLC系を常時使用できなければ本当に仕事にならないのです．

untenableのアクセント位置に注意

不満を訴える3 それでも埒があかない場合は，次のようにさらに強硬に訴えます．

- I'm sorry but this situation is untenable. Unless we find a solution, I shall not be able to work here.

申し訳ありませんがこれでは話になりません．これが解決しないことにはここでの仕事はできません．

研究室から去るなどの取り返しのつかない行動に出る前に，もう一度あなたがボスと取り交わした同意書について言及するとよいでしょう．また，あなたとボスの両者で学科長と会い調停を要請するよう申し出るのもいいでしょう．

2-10 給与や奨学金問題の行きちがい
Disagreements about money

給与や奨学金についてもめるのは気まずく恥ずかしいものです．したがって，新しい研究所や臨床施設に移る場合，給与や奨学金についての取り決めは，必ず前もって同意し，詳細をもれなく書類として残しておくことです（should be spelled out in writing and in complete detail）．書類は法的契約の性格を備えるべきで，書類上の全事項はすべての当事者によって法的に履行される（be honored）ことが前提です．したがって，給与や奨学金の問題で，もし意見の相違が生じた場合は，客員または受け入れ側（host）は書類上の記載に基づいて問題点を指摘することになります．

給与の支払いが遅れている もし，給与が予期の時期を過ぎても支給されない場合は，そのこと（concern）をまずボスに次のように知らせます．

- I am sorry to bother you with financial matters but I was expecting to receive my first check at the end of last month and I have not received any money yet.

お金の問題でお騒がせしてすみません．私の最初の給料の小切手は先月末日に支払われるはずだったのですが，まだ一文も受け取っていません．

ボスの返事1 この問題は往々にして事務上の単なる遅れであることが多く，ボスは次のように言うでしょう．

- Don't worry. I'll check with the Business Office for you.

ご心配なく．Business Officeに問い合わせてみましょう．

ボスの返事2 しかし，もし，ボスが次のように答えるようだったら，これは憂慮すべき事態です．

- Oh, I know that I promised to pay you a stipend but I didn't get the grant that I was hoping for. | はい，あなたに給料を支払うことを確かに約束しました．ところが，あてにしていた研究費が不採択になってしまったのです．

学科長に助けを求める この事態になったら，ボスと取り交わしたすべての約束の記録をもって学科長（Chairman of the Department）と会い，次のように助けを求めることになります．

- Excuse me for bothering you but I find myself in an extremely difficult position and do not know whom to ask for help. | ご迷惑をかけて申し訳ありませんが，私は大変困難な事態に直面して，どなたに助けを求めたらよいのかわからないのです．

そこで，学科長に問題点を詳細に説明して解決を乞うことになります．もし，学科長との話し合いでも満足な答えが得られなかった場合は，契約について法的に非当事者の立場にある当該施設の法務部の助けを求めることになります．

2-11 個人的な不測の事態への対処
Dealing with unexpected personal circumstances

同僚に打ち明ける 仕事は，時々現実の生活によって邪魔されます．すなわち，自分ではどうすることもできない事態の発生で職務遂行が不可能になり，そのことを同僚に伝えざるを得なくなります．その事態が個人的なものである場合は，同僚に個人的に打ち明けることになります．例えば，

- I wonder if I might have a private word with you?[*1] | ちょっと個人的なことをお話していいでしょうか．

次いで，問題を相手に説明します．例えば，

*1：疑問符「？」
構文としては疑問形ではないにも関わらず疑問符？が付いていることに注意．これは答えを必要としない問いかけに使われ，修辞疑問文（rhetorical question）と言います．抑揚は疑問文に同じです．

- I'm sorry to have to tell you that I have had some bad news. I have to return to Japan for family reasons and won't be able to continue my work here.

ちょっと残念なことになってしまいました．家族のことで日本に帰らねばならなくなり，ここでの仕事を続けられなくなったのです．

または，

- I'm sorry to have to tell you that I won't be able to come to work for the next two weeks because my wife has to have surgery*2 and I have to take care of the children.

残念なことですが，2週間ほど仕事に出てこられなくなりました．妻が手術を受けることになり，子どもたちの面倒を私がみなくてはならないのです．

*2：surgery
外科手術の英語としてはsurgeryとoperationがありますが，どちらかと言えば，前者は抽象的な表現です．すなわち，手術の内容を具体的に知った間柄での会話ではoperationを使います． 9-7 項のoperationを使った会話参照．

2-12 研究施設外で仕事に関することを尋ねる
Other encounters at work

新しい施設において最初に出会い，知り合うようになるのは施設の同僚たちです．紹介を受けた彼らも新参のあなたを何かと助けてくれるはずです．しかし，図書館や学科事務局などを訪れて個人的なことを訊きたいときは，自己紹介をすることになります．図書館では，例えば，

- Good morning, my name is Hideo Sasatsu. I'm a new post-doc in Professor Walker's lab. I wonder if you could help me find the latest issue of the "Journal of the American Medical Association."

おはようございます．私はHideo Sasatsuと言い，Walker教授研究室に新しく来たポスドクです．Journal of the American Medical Associationの最新号を探しているのですが，どこにあるか教えていただけませんか．

🔊 post-docの発音とアクセント位置に注意
🔊 labの母音aの特徴に注意

事務局では，例えば，

- Good morning, my name is Hideo Sasatsu. I'm a new post-doc in Professor Walker's lab. I wonder if you could help me with the forms that I need to fill out so that I can get my stipend.

おはようございます．私はHideo Sasatsuと言い，Walker教授研究室に新しく来たポスドクです．給与の支給を受けるのに必要な書類の記入についてお尋ねしたいことがあるのですが．

　図書館や事務局の人たちは往々にして忙しく，彼らの対応はあなたをいらいらさせることでしょう．しかし，不満の態度を示すよりは我慢と笑顔を保つ方が，しばしばよい結果をもたらします．そのうえ，彼らは研究所や臨床施設で働く人たちに比べ，あなたのような外国なまりの英語をしゃべる人に慣れていません．もし，相手があなたの言うことを即座に理解しなかったとしても，あきらめてはいけません．あなたの言いたいことを相手に理解してもらえるように穏やかに涼しい顔をして繰り返しましょう．どうしてもダメならば，研究室の同僚に助けを求めるか，あるいは，最後の手段として，その同僚にあなたの用件を紙に書いてもらうのがよいでしょう．

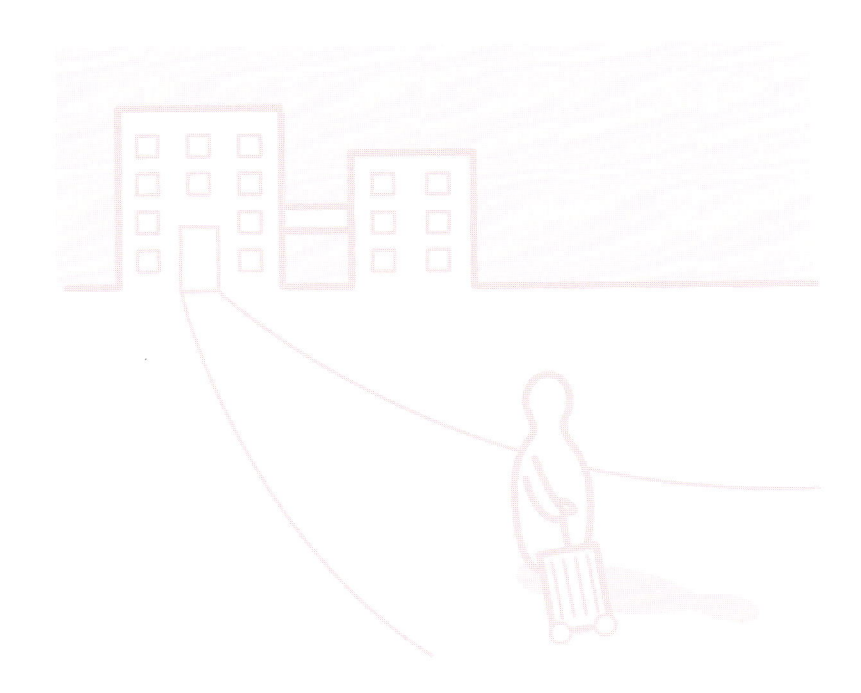

第3章
苦情や不満の訴え
Making Complaints

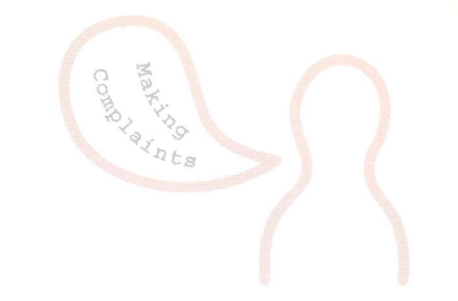

　"はじめに"でお約束したように，本章ではNegative interactionsについて特別に大きく取り上げます．この多かれ少なかれ不愉快な事態に対応する術（すべ）は各章にまたがっていますが，本章では苦情や不満（complaints）の訴え方について集中的に述べます．

　不慣れな外国語を使わねばならない不案内な環境で苦情や不満（complaints）を訴えるのは厄介で，大変抵抗を感ずると思います（feel very awkward）．すなわち，果たして自分の訴えは正当に受け入れられるだろうか，または理解されるだろうかと心配です．また，苦情や不満を訴えればあなたのイメージダウンにつながるのではと心配でしょう．しかし，とにかく問題に立ち向かうことになります．憤りを自分で沈めたり，胸の内に閉じこめて惨めな思いをするのも1つの選択ですが，もう1つの選択は，果敢に苦情や不満を訴えて難問に立ち向かうことです（take the bull by the horns）．そのために，以下にいろいろな場面での会話を取り上げます．

　あなたが苦情や不満を訴えたからと言って，相手に受け入れられるかの保証はありません．しかし，そのような苦情や不満の訴えは，しばしば，あなたがはじめてではなく，同じ不満をもっていた他の人々に対してあなたの訴えは歓迎され，事態の改善につながることだってあるのです．したがって，決して恥ずかしがらずに苦情や不満を訴えましょう．とは言っても，毎朝，同僚と顔を合わすたびにしつこく苦情や不満を挨拶代わりに繰り返すのはやめておきましょう．

memo
苦情や不満を訴えようとする場合，まず，訴える相手が的を射た人物かどうか確かめましょう．せっかく勇気を奮い立たせて苦情を伝えても，お門違いの人物を相手に無駄なエネルギーを消耗するのでは意味がありません．

> 🔴 **法的な訴えに備えるには**
>
> 　もし苦情，不満を真剣に訴えようとする場合，詳細をすべて，日時も含めて文書に記録しておきます．また，苦情，不満の訴えに対し当の相手はどのような返事をしたかも記録しておき，必要な場合の証拠として残しておきましょう．その訴えの内容が重大で深刻なものである場合は，その記録を封筒に封印し，切手を貼ってあなた宛に投函しておきます．受け取っても開封してはいけません．苦情についての封印された記録は，将来必要になった場合は法的に有効です．そのときになって開封すれば苦情の内容と日付を確認できます．

3-1 研究設備に対する苦情と不満
Complaints about research facilities

　使用できる設備が期待に添わなかった場合の対処については，**2-9**項でも述べました．しかし，あなたが新しい環境で客員として研究活動をはじめた後に問題が生じることもあります．必要なスペースが確保できないことが明らかになった場合，苦情は共同研究者に訴えますが，最終的にはボス（Principal Investigator）に訴えることもできます．次の一連の会話文は，状況の切迫度合いの低いものから順に並べました．

■話し合いを切り出す　通常，共同研究者との話し合いで解決するよう努力します．まず不満は表明せず，質問の形で話しかけます．

- Do you think I could have an extra two feet of bench space?

  実験台のスペースを2フィートばかり余分に使いたいのですが，いかがでしょうか．

次の質問文では，苦情を伝え，解決方法を提案します．

- I'm having a real problem with space for my experiments. I wonder if we could reorganize the bench space so that I could have an extra two feet of bench space?

  実験を進めるのにスペースが足りなくて本当に困っているのです．実験台スペースのあなたとの割り振りを見直し，私のスペースを2フィートばかり余分に使えるように考えていただけませんか．

■やや強く訴える　もし，それでも然るべき反応がなかったら，さらに強い調子で次のように言います．

- I can't work under these conditions. I need more space.

  このままのスペースでは仕事は不可能です．私が使えるスペースを考えてください．

■さらに強く訴える　それでも共同研究者がスペースの要求を無視するようだったら，ボスの名前を出してプレッシャーをかけます．

- If there is no way that you can give me a bit more space for my work, I'll have to ask Dr. Barnard to come and reorganize the bench space.

  私の仕事に必要なスペースをどうしても割いていただけないのなら，Barnard博士に来ていただいてスペース割り振りの見直しをお願いすることになります．

ボスに解決を求める ボスのもとに問題をもち込む場合，最初から強い調子で意気込むことなく，まず，次のように言います．

● I am sorry to bother you, but I'm having a problem finding enough space in the lab for my experiments.	お忙しいところ申し訳ありません．私の仕事に必要な実験室のスペースが狭すぎるので困っているのです．

ボスの返事 ボスがもし同情的な反応を示した場合は，事態は解決に向かうでしょう．しかし，ボスが，

● You'll have to work that out with the guys in the lab.	そういうことは研究室の連中と話し合って解決してください．

と言ったら，そのときはもっと強い調子で苦情を訴える必要があります．すなわち，

やや強く訴える

● I have tried to get Joe and Mary to give me more space but they are not being helpful. I'd be really grateful if you could come into the lab and help me find some more space.	JoeとMaryにかけ合ってスペースをもう少し融通してくれるように相談したのですが，一向に取りあってくれません．一度先生に実験室に来ていただき解決していただければありがたいのですが．

さらに強く訴える それでもダメなら，さらに強く次のように訴えます．

● I really cannot work under the present conditions. Perhaps I should spend some time in the library while you try to find me some more space.	このままでは本当に仕事ができません．余分のスペースを都合していただけるまで図書館で過ごすことになると思います．

あなたが仕事をできるように手配するのはボス自身にとっても得策なのですから，このように言い放てば，ボスは問題を解決してくれるに違いありません．

3-2 試薬や機器が使えないことに対する苦情
Complaints about the availability of reagents and equipment

試薬や機器の苦情についても，**3-1**で述べたのと同様の一連の訴え方を切迫した状

態の順に並べました．以下は一連の苦情の訴え方ですが，最初は質問文ではじまります．

> **話し合いを切り出す**

- Do you think I could use the tissue culture hood every morning for an hour?

組織培養用クリーンベンチを毎朝1時間使いたいのですが，いいですか．

次の質問文では，苦情とその解決に言及します．

- I'm having a real problem getting enough time in the tissue culture hood. I wonder if we could reorganize the schedule so that I can get the time I need?[*1]

組織培養用クリーンベンチを十分な時間使えなくて本当に困っているのです．私がクリーンベンチを必要な時間使えるように，もう一度皆の使用スケジュールを作り直していただけますでしょうか．

> **やや強く訴える** それでも聞き入れられなかったら，さらに強く訴えます．

- I can't work without access to the tissue culture hood for an hour each morning. I need a regular one-hour time slot.

クリーンベンチを毎朝1時間使えないと仕事になりません．1時間の定時枠がほしいのです．

> **さらに強く訴える** それでもまだ共同研究者はあなたのスペースの要求に耳を貸さない場合は，ボスの名前を出して圧力をかけます．

- If there is no way that you can give me an hour each morning in the tissue culture hood, I'll have to ask Dr. Barnard to come and reorganize the schedule.

毎朝1時間のクリーンベンチ使用が無理だと言われるのなら，Barnard博士に来ていただいて使用スケジュールの作り直しをお願いしなければなりません．

> **ボスに助けを求める** ボスのもとに問題をもち込む場合，最初から強い調子で不満を言わず，次のようにはじめます．

- I am sorry to bother you, but I'm having a problem getting enough time in the tissue culture hood.

お忙しいところ申し訳ありません．組織培養用クリーンベンチを使う時間を確保できなくて困っているのです．

*1：疑問符「？」
構文としては疑問形ではないにも関わらず疑問符？が付いていることに注意．これは答えを必要としない問いかけに使われ，修辞疑問文（rhetorical question）と言います．抑揚は疑問文に同じです．

▶ accessのアクセント位置に注意

ボスの返事 ボスがもし同情的な反応を示した場合は，事態は解決に向かうでしょう．しかし，ボスが，

● You'll have to work that out with the guys in the lab.	そういうことは研究室の連中と話し合って解決してください．

と言ったら，そのときはもっと強い調子で苦情を訴える必要があります．すなわち，

やや強く訴える

● I've been trying to get Joe and Mary to give me regular access to the tissue culture hood for an hour each morning. I'd be really grateful if you could come into the lab and help to set up a schedule.	組織培養用クリーンベンチを毎朝1時間使えるようJoeとMaryにかけ合ってきているのですが．一度先生に実験室に来ていただき使用スケジュールの見直しをしていただければ誠にありがたいのですが．

さらに強く訴える それでも埒があかなかったら，さらに強い調子で次のように訴えます．

● I really cannot work under the present conditions. Perhaps I should spend some time in the library while you try to work out a way for me to continue my experiments.	このままの状況では本当に仕事ができません．実験が続けられるように取り計らっていただけるまで図書館で過ごすことになりますが．

3-1 の場合と同じく，あなたが働けるように配慮するのはボス自身のためでもあるのですから，このように言い放てば，ボスは問題を解決してくれるに違いありません．

3-3 研究が進められない不満
Complements related to the scientific project

研究というものは計画どおりに進むことはまれで，研究進行の局面（aspects）について不満を訴える必要が時にはあります．計画どおりに進まない不満の訴えは，研究結果についての検討とは違います．研究結果についての不満は研究者であるあなた自身の責任なのですから．さて，最もよくある訴えは次のようなものです．

● I can't do what I am supposed to do.	計画通りに研究が進みません．

不満理由の例 この文に続く不満の理由（... supposed to do, because ...）はいろいろあるでしょうが，次のような例を並べてみました．

• I can't do what I am supposed to do because I don't have the equipment.	計画通りに研究が進みません．そのための機器が使えないからです．
• I can't do what I am supposed to do because I don't have the reagents.	計画通りに研究が進みません．試薬が手に入らないのです．
• I can't do what I am supposed to do because I don't have the technical help that I need.	計画通りに研究が進みません．私が必要な技術支援を得られないからです．
• I can't do what I am supposed to do because I don't have the time.	計画通りに研究が進みません．時間がないのです．
• I can't do what I am supposed to do because the results on which my experiments are based are not reproducible.	計画通りに研究が進みません．私が行う実験の基礎になる結果に再現性がないのです．

訴えの前に これらの訴えの前に来る文は，次のようになります．

• I am sorry to make difficulties but...	苦言を呈して申し訳ありませんが...

訴えの後に 訴え文の後に続く言葉は次のようになります．

• Perhaps[*1] you can help me find a way to solve this problem.	問題解決の道を見つけるのにご助力をいただければありがたいのですが．

[*1]：perhaps
perhapsは丁寧な依頼の意味をもちます

3-4 同僚の言動についての苦情
Complaints about the behavior of coworkers

　基礎研究所，臨床施設いずれにおいても，そこに働く人間は周囲の同僚から不当で不愉快な扱いを受けない権利を有します．特にアメリカ合衆国では，職場においての適正な行動について厳しい規則があり，いかなる嫌がらせ（harassment）も許されません．また，研究室は協同作業を行う場であり，研究を妨害するいかなる秘密主義

(secrecy) も許されません．もしあなたが不適切な言動の的になった場合は積極的に苦情を訴える権利を有します．

3-5 言葉の嫌がらせと性的な嫌がらせに対する訴え
Complaints about verbal and sexual harassment

あなたは言葉による，または性的な嫌がらせのない環境で働く権利を有します．もし，この種の不快な言動を受けたら，いかなる場合も苦情を訴えるべきです．もし，苦情をボスに対して訴えるのが嫌だったら，学科長または施設事務局の人に訴えます．事務局の誰に訴えるかは，外国からの留学生や客員の世話をする事務局（例えば，The Office of Foreign Students），または，女性に対する性的嫌がらせの場合は女性問題を扱う事務局（例えば，The Office of Women in Science and Medicine）を通して知ることができます．

些細な嫌がらせを訴える 些細な苦情の場合は，ボスに次のように訴えます．

- I know it's a small thing but I wonder if you could speak to Joe Palmer and tell him that I don't appreciate the way he calls me Sukiyaki instead of Sekiya.

ほんの些細なことなのですが，Joe Palmerに，彼が私の名前SekiyaをSukiyakiと呼ぶのを私が嫌がっていると伝えていただけませんか．

やや深刻な嫌がらせを訴える もう少し苦情が深刻でも，ボスが解決できると思われる場合は，訴えは次のようになるでしょう．

- I am sorry to make difficulties but I am really upset about the way Joe Palmer refers to me as the Yellow Peril. Please can you speak to him and get him to stop.

苦言をもち込んだりして申し訳ありませんが，Joe Palmerが私のことをthe Yellow Peril（黄色人種／黄禍野郎）と呼ぶのに強い憤りをおぼえます．彼にそのような言い方をやめるように言っていただけませんか．

📢 upsetのアクセント位置に注意

📢 perilの発音に注意

事務局に相談する もし，苦情があなたのボス自身に関するものであったら，事務当局にもち込まざるを得ません．例えば，

- My name is Eiko Mikami and I am a post-doc in Dr. David's lab. I need your advice because I am having a problem with Dr. David that I don't know how to solve. He keeps putting his arm around my shoulders when I am working and he makes me feel very uncomfortable. I am not used to American customs and I don't know what to do. Can you help me?

私の名はEiko Mikamiと申します．David博士の研究室にいるポスドクです．実は，現在David博士とのことで解決できずに困っている問題があり，ご助言をいただきたいのです．私が仕事をしていると博士は私の肩に手を回してきてとても不快な思いをさせられます．私はアメリカの風習を知らず，どう対処したらよいのかわかりません．助けていただけますでしょうか？

post-docの発音とアクセント位置に注意

もし，そこで相手にされなかった場合，または，得心のゆく対応が得られなかった場合は，事務当局のさらに上位の人物に訴える必要があります．

事務局幹部との面会の予約をする その場合は，その人物の秘書に電話して面会の予約を取り付けます．例えば，

- My name is Eiko Mikami and I am a post-doc in Dr. David's lab. I'd like to make an appointment to speak to the Director of the Office of Women in Science and Medicine about a personal matter.

私はEiko Mikamiと申します．David博士の研究室にいるポスドクです．Office of Women in Science and Medicineの部長（the Director）にお会いして個人的なことをお話ししたく，予約を取りたいのですが．

post-docの発音とアクセント位置に注意

電話口では，具体的な面会理由を言う必要は決してありません．単に，個人的な問題でと言うに止めます．もし秘書がそれ以上の理由を尋ねた場合は，次のように詫びます．

- I'm sorry; it's a personal matter.

すみません，個人的なことですので．

3-6 秘密主義と妨害についての苦情
Complaints about secrecy and obstructiveness

CD:22

基礎科学や医学の研究は競争の激しい世界で，どこに行っても競争相手と対処する

ことになります．研究室内でも，課題や成果に関して，また，ボスの歓心を買おうとするなどで競争があります．あなたは研究室内で同僚と競争関係にあるのは事実ですが，過度の秘密主義や妨害に対しては苦言を呈する権利があります．

隠し事を訴える 隠し事が多く，研究に支障をきたす場合，ボスに対して次のように苦言を呈します．

📢 refuseの発音，特に第1音節の発音に注意

- I am trying to work on the purification of ETF but Joe refuses to show me his previous results and to tell me what methods he has already tested. Would you ask him to give me, at least, some idea of what he has done so far?

私はETFを精製しようとしているのですが，Joeは彼の以前のデータを見せるのを拒み，また，今までにどの方法を試みたかも教えてくれません．今までに何をやったか，せめて見当だけでもいいですから教えてくれるよう，彼に言っていただけませんか．

妨害を訴える 研究が妨害された場合は，次のようにボスに訴えます．

📢 refuseの発音，特に第1音節の発音に注意
📢 operateのアクセント位置に注意
📢 mass spectrometerのアクセント位置に注意

- I am trying to work on the purification of ETF but Joe refuses to show me where the reagents are kept and to tell me how to operate the mass spectrometer. Would you ask him, please, to be more helpful so that I can get on with my experiments?

私はETFを精製しようとしているのですが，Joeは試薬類の保管先を尋ねても教えてくれず，質量分析計の操作方法も教えてくれません．私が実験に取り組めるよう，彼にもう少し協力してくれるように言っていただけませんか．

3-7 金銭に関する苦情
Complaints related to financial matters

給与に関する苦情についてはすでに **2-10** 項で述べました．金銭上のトラブルで次に多いのは立て替えたお金を返してもらえない場合です．例えば，訪問客をボスに頼まれて代わりに食事に連れて行ったときや，学会に行ったときの旅費の立て替えです．くどいようですが，これらの費用をあなた個人の財布から立て替えるときは，返してもらう約束を必ず「前もって」取り付けておきましょう．苦情を訴えた場合，次の2つの発言には説得力において大きな違いがあります．

立て替え金の返金を求める

- I thought I was going to be <u>reimbursed</u>.
  立替金は払い戻していただけるものと思っていました.

- You said, in an e-mail dated November 12, that I would be reimbursed.
  11月12日付けのe-mailで,立て替え金は返すと言っておられます.

📢 reimbursedの発音とアクセント位置に注意

もし,書面上の約束はなかったものの立て替え金は返してもらえる印象を得ていた場合は,それを当然の前提として次のように言います.

- I wonder if it would be possible for you to reimburse me for my plane ticket to Denver.
  私が立て替えたDenverまでの航空運賃を払い戻していただけますでしょうか.

返す気配がないとき
払い戻しは約束されているにも関わらず,その後払い戻しの気配がない場合は次のように問い正します.

- I thought I was going to be reimbursed for my plane ticket to Denver but I haven't received the money yet.
  私が立て替えたDenverまでの航空運賃は払い戻していただけるものと思っておりましたが,まだ,受け取っていません.

いくら待っても返してくれないとき
その後数週間ほど我慢して待ったものの,払い戻してもらえない場合は,さらに強く次のように苦言を呈します.

- I've been waiting four weeks for reimbursement for my plane ticket to Denver. I really need the money right now and I'd be grateful if you could arrange for me to get paid.
  この4週間,私が立て替えたDenverまでの航空運賃の払い戻しをずっと待っていました.本当に今お金が必要なのです.何とかお金が受け取れるようにお取り計らいいただけませんか.

待っても埒があかないとき
さらに2週間ほど待っても依然として埒があかない場合は,適当な上位の人,例えば学科や臨床施設の経理責任者(Business Manager)に苦情をもち込み,訴えることになります.例えば,

- I've been waiting six weeks for reimbursement for my plane ticket to Denver from Dr. Mitchell. Would you be kind enough to arrange for him to pay me as soon as possible? Here is a copy of the e-mail in which he promised that I would be reimbursed.

この6週間，私が立て替えたDenverまでの航空運賃をMitchell博士から払い戻していただけるのをずっと待っていました．できるだけ早くお金を払っていただくようあなたから博士にかけ合っていただければありがたいのですが．これは，払い戻しの約束についての博士からいただいているe-mailのコピーです．

3-8 研究室外の生活に関する苦情
Complaints related to life outside the laboratory

外国での生活では，新しい仕事場の環境はもちろん，それ以外の日々の生活変化にうまく対処していかねばなりません．特に，トラブルが生じやすいのは住宅問題と健康管理でしょう．これらの問題で苦情を訴える場合は，訴え先が的を射た相手かどうかをまず確認しましょう．

まず同僚に相談する 苦情の訴え先がわからないときは研究室の同僚に相談します．例えば，

- I'm having terrible trouble with my landlord. The people in the apartment upstairs are very noisy and he won't do anything to stop the noise. Is there someone here that I can speak to?

家主との間でひどく困ったことがあるのです．アパートの階上の入居者がとてもうるさいのですが，家主はそれを少しも注意してくれません．誰に相談したらいいのでしょうか．

次のような相談もできるでしょう．

- I took my wife to the University Clinic yesterday but the doctors wouldn't see her because they said I don't have health insurance. How can I confirm that I have insurance?

昨日，妻を大学の病院外来に連れて行ったのですが，診てくれませんでした．私が医療保険に加入していないからだと言うのです．私の医療保険加入を確かめるにはどうしたらよいのでしょう．

▸ healthの発音に耳を傾ける

正当な訴え先に相談する 苦情の正当な訴え先がわかったら，同僚に尋ねたときと同じ苦情内容を繰り返し，助けを求めます．住宅問題については，

> - My name is Kazunari Matsumoto and I am a new Visiting Fellow in Dr. Mason's group. I'm having terrible trouble with my landlord. The people in the apartment upstairs are very noisy and he won't do anything to stop the noise. Is there any way that you can help me solve this problem?

> 私の名前はＫａｚｕｎａｒｉ MatsumotoでMason博士グループに新しく来た客員です．実は，家主との間でひどく困ったことがあるのです．アパートの階上の入居者たちがとてもうるさくするのですが，家主はそれを少しも注意してくれません．解決する手だてがあればご助力いただきたいのですが．

▶ upstairsの発音とアクセント位置に注意

また，家族の診療については，

> - My name is Kazunari Matsumoto and I am a new Visiting Fellow in Dr. Mason's group. I took my wife to the University Clinic yesterday but the doctors wouldn't see her because they said I don't have health insurance. Would you be kind enough to check my records and confirm that my position comes with full health insurance for me and my family?

> 私の名前はＫａｚｕｎａｒｉ MatsumotoでMason博士グループに新しく来た客員です．昨日，妻を大学の病院外来に連れて行ったのですが，診てくれませんでした．私が医療保険に加入していないからだと言うのです．登録書類を調べていただき，私のフェロー資格に私と家族の医療保険がすべて含まれているか確認していただけませんか．

　新しい土地の天候については不平があっても相談する相手はいません．天候については誰もが不平を言うものの，誰も思い通りにはできません．やがて，あなたも天候については不平不満と仲良く暮らしてゆくことになるでしょう．

第4章
学会に出席し講演する
Attending and Speaking at Conferences

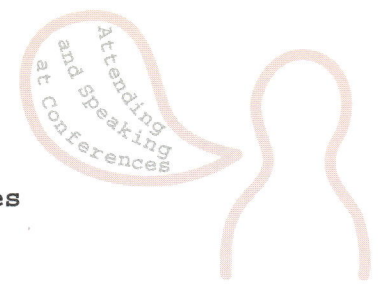

基礎科学および医学分野の学会では世界中どこでも英語が通常使われます．本章では，あなたが外国の学会に出席した場合の到着時の手続き，講演による発表，およびその前後に必要な事項について述べ，また，あなたが座長（the Chair）[*1]を務める場合に役立つ想定場面についても述べます．

*1：the Chair
分科会の座長は"the Chair"と言い，Chairまたはthe chairはいずれも間違いです．以前はthe Chairmanが使われましたが，女性の座長が珍しくない今日では使われません．

4-1 会場に到着し登録する
Arrival and registration

大規模な学会場では到着時の手続きは複雑で心理的にプレッシャーが掛かるものです．しかし，学会の大小を問わず，まずは登録受付デスクを探します．次のように訊きます．

• Excuse me. Can you tell me where to find the Registration Desk?	すみません．登録受付デスクはどこですか．

または，

▶ registerのアクセント位置に注意

• Excuse me, where do I register for the meeting?	すみません．会議に登録するのはどこでしょうか．

受付デスク 登録受付デスクでは，もし，あなたが前もって登録を済ませている場合（pre-registered）は，用意されている登録パケット（名札など一揃いの資料の入った大型封筒）を受け取ります．係に次のように話しかけます．

• Hi. I am Dr. Haruko Hagiwara from Yokohama University. Do you have a registration packet for me?	Yokohama Universityから来たDr. Haruko Hagiwaraです．登録パケットをいただけますか．

もし，事前登録をしていなかったら登録用紙（registration form）を請求します．

- Hi. Can you give me a set of forms so that I can register for the meeting?

こんにちは．参加登録をしたいのですが，申請用紙類をいただけますか．

名前がないと言われたとき 登録済みの場合でもあなたの名前が登録名簿に見つからないと言われることがあります．そのときは，登録控えを取り出して見せ，次のように言います（登録控えは必ず持参のこと！）．

- You don't have my name on your list? I can assure you that I registered. Here is a copy of my registration form.

出席者名簿に私の名前がないですって．私は確かに登録済みですよ．これが私の登録申請の控えです．

その他の諸手続き めでたく登録を済ませたら，学会中の他の諸手続きについても必要に応じて尋ねます．例えば，

- Does this packet include meal tickets and a ticket for the opening reception?

このパケットには食事券と開会レセプションの券が入っていますか．

- Where can I sign up for a tour of the city?

市内観光バスへの参加申し込みはどこでするのでしょうか．

- Is there transportation from here to my ho̱tel after the last session this evening?

今夜の最後の分科会が終了後，会場からホテルへのバスのサービスはありますか．

▶ hotelのアクセント位置に注意

名乗るときの表現

自分を名乗るとき，① My name is (X), ② I am (X), ③ This is (X) の言い方があります．①は初対面の挨拶などに使います．②はあなたの名前が相手に知られている場合に使います．例えば，上の例文のような登録受付けデスクでは，すでにあなたの氏名が事前登録されていることが前提ですから②が使えます．また，名前も顔も知れわたっていると自他共に認める大物教授などが若手の研究者にパーティーなどで話しかけたり講演会場で質問する場合にも②が使えます．③は第9章にあるように電話口で自分を名乗るときに使います．いつか，テレビ局のニュースキャスターが外国からきた有名スポーツ選手とインタビューしていましたが，冒頭，"Hi. I am (Y)" と名乗っていて気になりました．著者にきくと，Hi. My name is (Y). I am from (Z institution) が正しいとのことでした．

- Where can my husband sign up for the trip to the Museum of Fine Arts?

私の夫が美術館の旅に参加したいのですが，手続きはどこでするのでしょうか．

*museum*のアクセント位置に注意

4-2 講演会場の場所を尋ねる
Asking for information about locations

CD:26

講演会場やポスターセッション会場がどこにあるかは，次のように尋ねます．

- Can you tell me where the main lecture theater is located?

大階段講堂はどこでしょうか．

- Can you tell me where Section 3 is meeting?

第3分科会はどこで開かれていますか．

- Can you direct me to the hall where I can put up my poster?

ポスターを展示するのですが，会場にはどのように行くのですか．

*located*のアクセント位置に注意

また，あなたが講演者なら，A/V室（audio/visual headquarters）の場所を確かめて，スライドまたはメモリスティックを預ける必要があり，次のように尋ねます．

- Can you tell me how to find the A/V room or the person in charge of media projection?

A/V室またはメデイア映写係の居場所はどこでしょうか．

memo
スライドやメモリスティックにはあなたの氏名などを記入して迷子にならないようにしましょう！

4-3 A/V担当者と打ち合わせる
Discussing your "A/V" needs

CD:27

あなたが講演者の場合，講演会場のA/V操作担当者を見つけたら氏名と講演の日時を告げます．次いでスライドまたはメモリスティックを担当者に預け，必要なら操作上の説明を加えます．例えば，

- Hi. My name is Haruko Hagiwara and I am speaking in the afternoon session in Section 3. Here are my slides, as a PowerPoint presentation. I have labeled the memory stick with my name and "Section 3; p.m."

私の名前はHaruko Hagiwaraで，第3分科会午後の部で講演発表するものです．PowerPoint表示用のスライドです．メモリスティックのラベルには私の名前と共にSection 3; p.m.と記入してあります．

第4章　学会に出席し講演する　61

試写をお願いする　その場でA/V操作担当者に次のように頼み，あなたのスライドまたはメモリスティックの内容を順次試写してみて，会場に用意されたコンピュータとの適合性を確かめるのもよいでしょう．

- Can we check that my presentation works on your system?

私の用意したメディアがそちらの装置でうまく映写されるか，試写できますか．

預けたデータの返却の手はず　また，講演後にスライドまたはメモリスティックを係から受け取る手はずも，次のように確かめておきましょう．

- I'll come and collect the memory stick from you immediately after the session is over. If I can't find you in the lecture theater, I'll come and find you here.

分科会が終了したら直ぐにメモリスティックを取りに来ます．もし，階段講堂であなたを見かけなかったら，あなたはここにいるものと思って来ます．

▶ theaterの発音に耳を傾ける

ポインターを借りる　もし，レーザーポインタを自分で持参しなかった場合は，会場に用意があるかどうかも次のように確認しておきます．

- Will there be a pointer at the podium or should I borrow one from you or somebody else?

ポインターは演壇に用意してありますか．それとも，あなたか誰か他の人からから借りるのでしょうか．

4-4　講演発表する
Giving a talk

CD:28

　講演する際に最も気をつけることは，ゆっくりと話すことです！　もし，英語が不安だったら原稿を読んでもかまいませんが，ゆっくりと読みます．また，時々間を置いて目を聴衆に向けます．うつむいたまま原稿を読み続けるのは禁物です（Don't read your paper to your shoes）．

　映写画面は一目瞭然の内容にします．1つの画面に欲張って沢山の内容を詰め込まないこと．また，どの画面も会場の最後列から読み取れるようにしましょう．画像はデータと短い要約とを交互に示すのがよいでしょう．しかし，要約内容は会場のどこ

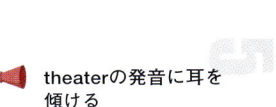

からでも読み取れるようにします．最前列の聴衆しか読めないようでは困ります．

◆ **講演の出だしについて** — *Opening sentences*

　もし，講演に先立って座長があなたを紹介してくれたら，座長の方に向き直って紹介に応えるのが礼儀です．座長が，

●And now Dr. Hagiwara...	では，Hagiwara博士どうぞ．

のように紹介してくれたら，謝辞は，

●Thank you very much.	ありがとうございます．

でよいでしょう．もし，座長の紹介がより具体的な称賛を含んだ長いものであれば，次のように応えて講演をはじめます．

●Thank you, Professor Wang, for your kind words.	Wang教授，ご丁寧なお言葉に感謝します．

誰に対して謝意を表すか　もし，あなたが大変重要な人物として招待され，例えば，夕食後の基調講演（after-dinner keynote address）のような重要な講演をはじめる際には，あなたは座長の紹介に対してだけではなく，会場の主要人物，それに聴衆全体に対して謝意を表します．例えば，

●Thank you for that kind introduction. Professor Wang, members of the Executive Committee, ladies and gentlemen, it is an honor to talk to you this evening about our work.	丁重なご紹介をありがとうございました．Wang教授と実行委員会委員の皆さま，それに会場にお越しの皆さま，今夕この会場で私たちの研究についてお話しできる光栄に感激しております．

　講演の本題に入る前には共同研究者について言及します．例えば，

●The work that I am going to talk about today was done in collaboration with Robert Jones, Margaret Pierce, and Henri Pierre.	今日皆さまにお話しする成果は，Robert Jones, Margaret Pierce, Henri Pierreとの共同研究で得られたものです．

▶ collaborationの第1音節母音oの特徴に注意

研究費についての謝辞

研究費の出所（でどころ）については必ずしも謝辞を述べる必要はありません．ただし，研究費が製薬会社のような企業から出ている場合は企業名を明らかにし，後々利害関係が生じるおそれをあらかじめ摘み取っておきます．例えば，

- The work that I am going to talk about today was done in collaboration with Robert Jones, Margaret Pierce, and Henri Pierre. It was funded by Mark Pharmaceutical Industries.

今日皆さまにお話しする成果は，"Robert Jones, Margaret Pierce, Henri Pierre"との共同研究で得られたものです．研究資金についてはMark製薬工業から援助を受けました．

▶ pharmaceuticalのアクセント位置に注意
▶ industriesのアクセント位置に注意

グループの紹介

もし，あなたが大きなグループを抱えるボスの場合は，次の言葉と共にグループ全員の写真を見せるのもいいでしょう．彼らは自分たちの存在が聴衆に公開され，努力が報われたことで気をよくするでしょう．

- Here is my group and here are Robert Jones, Margaret Pierce, and Henri Pierre, who did most of the work that I shall discuss.

これは私のグループの写真で，ここに写っているRobert Jones, Margaret Pierce, Henri Pierreが今日お話しする研究の大部分を行いました．

◆ 講演中の注意 — *Delivering your talk*

原稿を読むにしても，メモに目を落としながら話すにしても，あるいは完全に原稿なしでしゃべるにしても，講演中は，たえずとは言わないまでも常に聴衆と視線を合わせるよう心掛けてください．また，映写スクリーンに向かってしゃべってもいけません．経験の浅い演者は，スクリーン上の結果を説明する際にとかく演壇から離れてしまい，自分が聴衆に背を向けていることを忘れてしまいます．

> **共同研究者をいつ紹介するか？**
>
> 共同研究者の紹介を講演の最後にする演者も多いようですが，著者は講演の最初を選ぶそうです．どちらが正しいかの問題ではなく，ボスの心（generosity）の問題だそうです．すなわち，聴衆の中に共同研究者がいて，彼らはすでに他の施設からの出席者たちと知り合いになり，共に聴衆の中にいる場合があり，講演の最初に紹介があれば，共同研究者もその友人たちもより関心をもって講演を聴くことになるという考えです．

講演中は会場の時計または自分の腕時計にたえず目をやり，与えられた時間を越えないようにします．時間をオーバーすると悪印象を与え，分科会（session）全体の運営を乱します．予行演習を何回かすませていればこのような問題は避けられるはずです．

◆ 講演を終了する際の注意 − *Finishing your talk*

講演は重要点の要約で締めくくり，聴衆に向かい"Thank you"と言って終了します．場合によっては，次のような言葉を付け加えるのもいいでしょう．

• I'd be happy to answer any questions.	ご質問があれば喜んでお答えします．

4-5 分科会の座長を務める
Chairing a session

もし，あなたが分科会の座長（the Chair）を務める場合は大変特殊な責務を負うことになります．分科会の演者は発表の順番をあらかじめ知らされているはずですが，もし，座長のあなたが何らかの理由で講演の順番を各演者に知らせていない場合は，登録デスクで各演者に渡すパケット内に発表の順番を記した資料を入れるか，または分科会がはじまる前に各演者と連絡を取り，発表の順番を知らせる責務があります．分科会開会直前には，演者が全員揃って会場の最前列に座っているか，あるいはパネルデイスカッション形式の場合はステージ上に座っているかを確認します．また，会場の前の方に空席が多い場合は，聴衆に前の席に移動するよう呼びかけます．例えば，

*1：perhaps
　perhapsは丁寧な依頼の意впоследま意味をもちます．

🔊 forwardの発音に注意

• If you are sitting near the back, perhaps*1 you would like to move forward and fill some of the seats nearer the front.	会場後方にお座りの皆さん，できましたら前の方に移動していただき，空いている席にお座りください．

開会の時間がきたら，座長は演壇に立ち，次のような挨拶で分科会をはじめます．

• Good morning. It is a great pleasure for me to open this session on "Growth Factors and Trophoblast Development" and I know that we shall all enjoy the	おはようございます．Growth Factors and Trophoblast Developmentについての本分科会の座長を担当させていただ

talks by the distinguished speakers who will address us today.

くことは私にとって非常に光栄です．また，著名な研究者が揃った本日の講演を皆さまが楽しまれることは請け合いです．

▶ addressのアクセント位置に注意

- The session will open with a talk by Dr. Jane Prior, who will be followed by Dr. Henry Anderson, Dr. Peter Bornstein, and Dr. Wei-Zu Chang. Each talk will be 15 minutes long, with five minutes for questions. I shall indicate when each speaker has two more minutes left by ringing this bell. At the end of the session, we shall have 20 minutes for further questions and general discussion. And now, without further ado, I'd like to introduce Dr. Prior. Dr. Prior, please.

最初の演者はJane Prior博士，次いでHenry Anderson博士，Peter Bornstein博士，Wei-Zu Chang博士の順に話していただきます．各演者の講演時間は15分，質疑応答は5分とさせていただきます．講演制限時間2分前になりましたら，このベルを鳴らしてお知らせします．すべての講演が終わった段階で，質問と総合討論のために20分を用意しております．さて，面倒な前置きはこのぐらいにして，Jane Prior博士をご紹介します．Jane Prior博士どうぞ．

▶ indicateのアクセント位置に注意

▶ adoの発音とアクセント位置に注意

座長はこのように，"Dr. Prior, please."と呼びかけながら最初の演者に演壇をゆずるジェスチャーをして挨拶を終えます．

質疑応答をはじめる 演者が講演を終了したら，座長は謝辞と共に聴衆に向かい質問の有無を問います．例えば，

- Thank you very much for your interesting talk. Are there any questions?

興味深い講演を大変ありがとうございました．質問がありましたらどうぞ．

▶ interestingのアクセント位置に注意

何人かが手を挙げた場合は，できれば，手を挙げた順に指名して発言を求めます．

質問が聞き取りにくいとき 質問が聴衆に聞き取りにくいと判断したら，座長の役目として質問者の発言を反復するか，または，質問者にマイクの所にきて発言するよう求めます．例えば，

- Please come to the front and repeat your question into the microphone so that everyone can hear it. Thank you.

前に来ていただき，皆さんに聞こえるようにマイクを使って質問をもう一度繰り返してくださいますか．…はい，ありがとうございます．

質疑応答時間を終える もし，質問する人も少なく，質問の内容も短かった場合は次のように言って質疑応答時間を終えます．

- If there are no more questions, let's move on to the next speaker.

ご質問がないようでしたら次の講演に移ることにしましょう．

質問が多すぎる しかし，最初から挙手（show of hands）の数が多く，全員の質問を許すと予定時間を越えてしまいそうな場合は，座長は次のように言ってはじめます．

- I think we're only going to have time for five questions now but I'm sure that Dr. Prior will be happy to stay after the session to talk to anyone who wants to talk to her.

時間の制約上5人の方のみ質問を受け付けます．しかし，分科会終了後，Prior博士はここに残ってどなたの質問にもきっとよろこんで答えてくださると思います．

困った質問に対処する もし，一人の質問者が長々と込み入った質問をはじめた（launch into）場合，または，演者に対して著しく敵対的な（hostile）質問をするようだったら，例えば次のように言って演者を困惑から救い出すのが座長の務めです．

- That's a very interesting question but I think it deals with more issues than Dr. Prior has time to address during the time allotted to her. Does anyone have any more straightforward questions before we move on to the next speaker?

それはとても興味深い質問ですね．しかし，Prior博士がもち時間内で答えられるほど簡単な内容ではないようです．では，他にもっと直接的な質問の方はございませんか．

▶ **address**のアクセント位置に注意
▶ **allotted**のアクセント位置に注意

締めくくる 最後の演者の発表が終わり，最後の質問も総合討論も終わったら，座長は次のような簡潔な謝辞をもって分科会の終了を宣言します．

- Well, this has been a very interesting session, as I am sure you will all agree. It only remains for me to thank all the speakers and all the members of the audience*1 who asked such good questions. I am sure that our discussions will continue informally throughout the rest of the meeting. Thank you all for joining us today.

さて，本日の分科会は大変興味深いものでした．もちろん皆さんもこのことにご異論ないと思います．最後に，演者の皆さまおよび的確な質問をされた聴衆の皆さんに感謝いたします．また，本分科会終了後も個人レベルでの討論が学会中続けられるに違いありません．お集まりの皆さん，今日はありがとうございました．

▶ audienceのアクセント位置に注意

*1：audience
聴衆の他に本や雑誌（論文）の読者にも使います．

4-6 想定外の問題が起こった場合の座長の対応
Responses by the Chair to unanticipated problems

通常，学会の分科会は波乱なく計画通りに進行します．しかし，時には演者の一人が会場に現れなかったり，会場備え付けのプロジェクタやコンピュータがうまく作動しなかったりの問題が起こります．

演者がいない もし演者の一人が現れず，その代りを務める演者も見つからなかった場合，座長は次のようにアナウンスします．

- I'm sorry to have to tell you that Dr. Bornstein has had to cancel his talk today and cannot be with us. However, his absence allows us to follow a more relaxed schedule, with more time for questions after each talk.

残念なことをご報告しなければなりません．Bornstein博士が本日の講演の取りやめを余儀なくされ，来ておられません．しかし，そのために分科会のスケジュールに余裕ができ，各演者の講演後の質問時間も長めになります．

代理の演者が名乗り出た もし演者の一人が現れなかったものの，最後の段階になって代りの演者が名乗り出てくれている場合は，座長は次のようにアナウンスします．

memo
学会で講演するときはいつも映像のハードコピーを一揃い用意してもち歩くようにしましょう．もしA/V装置が故障し映写なしに講演をしなければならない事態になっても，少なくとも講演の手引きとしてハードコピーが役立ちます．

> - I'm sorry to have to announce that Dr. Bornstein is unable to be with us today. However, Dr. Batsford has graciously agreed to speak in his place and I look forward very much to his talk.

残念なことをご報告しなければなりません．Bornstein博士が来られていません．しかし，その時間に，代わりにBatsford博士が講演を快く承知してくださいました．Batsford博士の講演を心待ちにします．

機械の故障 プロジェクタやコンピュータのシステム故障が突然予告なしに起こるとショックです．例えば，講演中に演者が次のように，

> - May I have the next slide?

次のスライドをお願いします．

と言った途端，または，演壇の操作ボタンを押したのに応答しなくなったときなどです．システムが正常復帰しないことがわかったら，座長は即断を迫られます．演者に断りを入れ，次のような休憩のアナウンスをすることになります．

> - I do*1 apologize for this problem. I suggest that we take a 15-minute break and see whether the technical staff can fix the problem.

トラブルを起こして申し訳ありません．取りあえず15分間の休憩をとり，技術スタッフが故障に対応できるか様子を見ましょう．

映写機なしでもよいか聞く1 当の演者に映写なしで発表を続けられるか次のように訊くのも1つの選択肢です．

> - I do*1 apologize for the problems that we are having. I wonder if you might be able to give your talk without slides.

このような事態になって申し訳ありません．スライドなしで講演を続けていただけないでしょうか．

演者の返答 演者の返答は次のどちらかになります．

> - That's not a problem; I can easily explain my results without slides.

かまいませんよ，スライドなしで十分説明できます．

または，

> - I'm sorry, that's quite out of the question.

すみません，それは無理です．

前者の返答があった場合は，分科会は続行することになりますが，座長は直ちに

---

*1：do＋動詞
"I do apologize" のように，"do＋動詞" のdoはそれに続く動詞を強調することによって "大変" とか "深く" の意味を表します．すなわち，"I apologize（お詫びします）" に比べて "深くお詫びする" 意味になります．

▶apologizeのアクセント位置に注意

A/V担当者に連絡を送り，次の演者の講演に間に合うように故障を直すよう求めます．

映写機なしでもよいか聞く2 返答が後者であった場合は，次のように，他の演者のうち誰か映写なしで発表できる人はいないか募ることもできます．

- Since Dr. Prior needs her slides, is there someone else who would be prepared to talk without slides while we take care of the problem?

Prior博士はスライドなしでは講演を続けられないとのことです．その間，どなたかスライドなしで講演してもいいという演者の方はおられませんか．

中断する もし，映写なしでの発表を申し出る演者が誰もいなかったら，次のように宣告し，分科会を中断するか延期せざるを得ないでしょう．

- I do[*1] apologize for this problem. Let's take a 15-minute break and see whether the problem can be fixed. If not, we shall have to reschedule this session for later in the meeting. I'll do my best to get the problem solved as soon as possible. See you all back here in 15 minutes.

こんなことになって申し訳ありません．15分間休憩して様子を見ることにしましょう．もし，すぐには直らない場合は，分科会を延期し，学会中あらためてどこかに設けることになりますが，できるだけ早急に解決すべく努力します．では，15分後にこの会場にお戻りください．

　コンピュータやプロジェクタの故障は，通常は簡単に直ります．あるいは，控えの機器との交換で解決します．したがって，分科会が延期されることはまずないでしょう．しかし，座長たる者，遭遇するあらゆる場面に対処する心構えが必要です．

第5章
講演後の質疑応答
Questions and Answers after a Talk

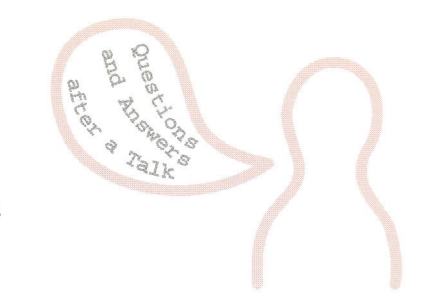

演者は講演内容の準備を万端に整え，自信をもって当日に臨みます．しかし，心配の種は，講演後の質疑応答でどのような質問が飛び出してくるかです．一方，質問する側にとっても，質問したい気持ちと同時に聴衆の注視のもとで緊張してしまい，そのうえ，英語の表現にも自信がなく，もしや講演内容を誤解したまま質問しているのではないかと不安になるものです．まず，質問者（questioner）の心得および質問者が抱くそのような不安について考えてみましょう．

5-1 質問をするときの心得
Who can ask a question?

質問をどうぞ，という座長の呼びかけに応じて，聴衆には誰でも等しく手を挙げる資格があります．あなたが大学院生であろうと著名な教授であろうと同じです．しかし，座長に指名されて質問をはじめる際の質問の仕方は，あなたの身分によって少し違ってきます．

下位の人が質問する場合 詳しくは次項 **5-2** で述べますが，大学院生または若い研究者（young faculty member）が質問に入る出だしは次のようになります．

• I wonder if you could explain how you purified ETF?[*1]	あなたはどのようにしてETFを精製されたのか説明していただけませんか．

上位の人が質問する場合 対照的に，年配の研究者は次のように言います．

• Can you explain how you purified ETF?	あなたはどのようにしてETFを精製したのか説明していただけますか．

*1：疑問符「？」
構文としては疑問形ではないにも関わらず疑問符？が付いていることに注意．これは答えを必要としない問いかけに使われ，修辞疑問文（rhetorical question）と言います．抑揚は疑問文に同じです．

身分の違いを周囲の人々に直接的に知らしめるような言い方は，演者，質問者の双方にとってよくありません．科学者の世界では，演者と座長は別として，聴衆はすべて平等の立場で講演後の質問が認められるべきです．しかしながら，下位の（less important な）研究者は演者との身分の違いを承知していることを"Can you..."の代わりに"I wonder if you could..."を使って間接的に表現するのです．

5-2 適切なタイプの質問をするために
Two main types of question and how to ask the right type of question　CD：32

　聴衆からの質問には2つのタイプがあります．1つはまっとうな質問（true question）で，演者から適切な追加情報を引き出すタイプです．もう1つは，長々しい質問で独演（statement）に近く，残念ながら，追加情報を引き出すというよりは自分の知識をひけらかすタイプです．聴衆からの質問は最初のタイプであるべきですが，演者はどちらのタイプの質問にも対処する心構えが必要です．

　質問そのものだけでなく適切な前後の関係を加えて質問する方が，演者，聴衆の両方にとって質問の理解を助けます．また，称賛の言葉（compliment）で質問をはじめればもっとよいでしょう．次の4つの例文は正しいタイプの質問で，最初の2つは上位の研究者（senior scientist）によるものです．後の2つは下位の研究者（junior scientist）による同じ内容の質問です．

上位の人が質問する場合

- Thank you for your interesting talk. In your talk you said that you amplified the gene for ETF by the polymerase chain reaction. Can you tell us what DNA you used as the template?

興味深いご発表をありがとうございました．あなたは，ETF遺伝子をPCRで増幅したと言われました．鋳型DNAとして何を使ったのですか．

▶ polymeraseのアクセントは第2音節

次の文では，結果の説明を要求しています．例えば，

- Thank you for your interesting talk. In your talk you said that you amplified the gene for ETF by the polymerase chain reaction. Can you explain how you confirmed the nature of the products of the reaction?

興味深いご発表をありがとうございました．あなたは，ETF遺伝子をPCRで増幅したと言われました．では，反応産物の同定はどのようにされたのか教えてください．

下位の人が質問する場合
下位の研究者が前述と同じ質問をすると，次のように少し間接的な言いまわしになります．

*1：疑問符「？」
構文としては疑問形ではないにも関わらず疑問符？が付いていることに注意．これは答えを必要としない問いかけに使われ，修辞疑問文（rhetorical question）と言います．抑揚は疑問文に同じです．

> • Thank you for your interesting talk. In your talk you said that you amplified the gene for ETF by the polymerase chain reaction. I wonder if you could tell us what DNA you used as the template?*1

> 興味深いご発表をありがとうございました．あなたはETF遺伝子をPCRで増幅したと言われました．鋳型DNAとして何を使われたのか教えていただけませんか．

および，

> • Thank you for your interesting talk. In your talk you said that you amplified the gene for ETF by the polymerase chain reaction. I wonder if you could explain how you confirmed the nature of the products of the reaction?*1

> 興味深いご発表をありがとうございました．あなたはETF遺伝子をPCRで増幅したと言われました．では，反応産物が目的のものかどうかはどのようにして確認されたのかご説明いただけませんか．

ここでは望ましくないタイプの質問については言及しません．賢明な読者の皆さまにおかれましては，質問の機会が与えられた場合，どうぞ適正な質問をされるよう心掛けてください．ここぞとばかりに知識をひけらかす衝動に駆られませんように．

5-3 さまざまな質問に使える出だしの言い回し
Introductory phrases for different types of questions

CD:33

質問者が演者より下位である場合を想定しましょう．この場合，質問の出だしの言い回し（introductory phrase）はより礼儀正しい言い方である仮定法の形を使い，直接的で丁寧とは言い難い言い回しは避けましょう．例えば，

> • I wonder if you could explain why...

> なぜ...なのかご説明いただけませんか．

> • I wonder if you could explain how...

> どのように...たのかご説明いただけませんか．

> • I wonder if you could tell us what happens when...

> ...の際に何が起こるのか教えていただけませんか．

> • I wonder if you could tell us some more about...

> ...についてもう少し教えていただけませんか．

• I wonder if you could expand upon your statement that...	...だとおっしゃるあなたの発言をさらに詳しくご説明いただけませんか.
• I wonder if you have an explanation for your result that...	...だと言うあなたが得られた結果に対するご説明をお願いできますでしょうか.
• I wonder if you could comment on the fact that...	...だと言う事実についてのあなたの所感をお聞かせいただけませんか.
• I wonder if you have any further information about...	...についてより詳細な情報がありましたら教えていただけませんか.
• I wonder whether you have any plans to...	...に対して何らかの計画をおもちでしょうか.

質問者が演者と同輩または年配の場合は，上の質問文中の "I wonder if [*1] you could" および "I wonder if you have" をそれぞれ "Can you" および "Have you" に置きかえて質問できます．

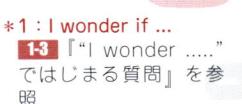

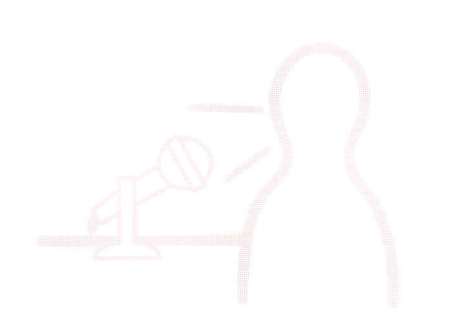

*1：I wonder if ...
1-3 『"I wonder ....." ではじまる質問』を参照．

5-4 質問を受ける側の問題
Problems hearing the question

前項では質問者側が直面する問題について述べてきましたが，ここでは面食らう質問を受ける側の問題について考えてみましょう．座長の求めに応じて聴衆の中からおびただしい挙手がある（a sea of waving hands）のを見て演者は目を白黒させる（find oneself bewildered）ことでしょう．他方，質問の手が1つも挙がらなかった場合は，聴衆の誰も自分の発表を理解できなかったのではないかと心配になります．しかし，後者の場合は本章後半が不要になってしまいますので，とにかく，何人かの手が挙がった場合を前提に話を進めます．

質問が聞き取れない 質問者が何を質問したのか聞き取れなかった場合，または理解できなかった場合，演者は答えようがありません．質問を聞き取れなかったら，遠慮せずに質問を繰り返してくれるように頼むか，あるいは，座長に頼んで質問の繰り返しを依頼します．例えば，

| • Could you repeat your question, please? | 質問をもう一度おっしゃっていただけませんか． |

または，

| • Could the Chair repeat the question, please? | 座長の先生，質問がよく聞き取れなかったのですが，何と言ったのか教えていただけませんか． |

質問内容がよく理解できない 質問を聞き取れたものの内容が理解できなかった場合があるでしょう．演者は座長に対して，言い方を変えて（paraphrase it）質問を繰り返していただけないか礼儀正しく依頼します．

▶ paraphraseのアクセント位置に注意

| • I wonder if you could paraphrase the question? I didn't understand it fully. | 質問を別の言い方で教えていただけませんか．内容がよくわかりませんでしたので． |

もし，それでも理解できなかった場合は，演者はその旨を説明し，分科会の終了後に個人的に説明させてほしいと質問者に提案することになります．

第5章　講演後の質疑応答

- I am sorry. I cannot quite understand your question. Perhaps*1 you would stay afterwards so that we can discuss it?*2

申し訳ありません．質問の内容が完全には理解できないのです．もしよろしければ，分科会の終了後に個人的に論議させてください．

*1：perhaps
perhapsは丁寧な依頼の意味をもちます．

*2：疑問符「？」
構文としては疑問形ではないにも関わらず疑問符？が付いていることに注意．これは答えを必要としない問いかけに使われ，修辞疑問文（rhetorical question）と言います．抑揚は疑問文に同じです．

5-5 内容が明白な質問に答える
Answering straightforward questions after a talk

まず謝意を表す　内容が明白な質問に対しては単純明快な答えが可能です．演者は，そのような質問に対しては謝意を表し，質問が的を射たものであることに対しても冒頭で謝意を表します．例えば，

- Thank you for your question.

ご質問ありがとうございます．

あるいは，

- That's a very good question.

大変的を射た質問です．

ほぼ自動的に発せられる枕詞に近いこれら礼儀正しい謝意表明のもう1つの効用は，演者に考えをまとめる時間を与えてくれることです．

質問を要約する　次に，質問の内容を要約することによって聴衆の理解を助け，質問をよく聞き取れなかった聴衆にも演者の答弁の内容をよく理解できるようにします．例えば次のような答弁になります．質問を要約してみせることによって，その間，さらに演者は答弁内容を考えるための時間稼ぎができます．

- Thank you for your excellent question. The question was, "What DNA was used as template when we amplified the gene for ETF?"

とても適切な質問をありがとうございます．"ETF遺伝子の増幅には何のDNAを鋳型に用いたか"がいただいた質問ですね．

質問に答える　このような答弁の間に演者は質問に対する返答をまとめ，次のように返答することができます．

*1：was
時制が過去形になっていることに注意．

- Thank you for your excellent question. The question was*1, "What DNA was used as template when we amplified the gene for ETF?" We used the plasmid pETF-h2s that I mentioned earlier in my talk.

とても適切な質問をありがとうございます．"ETF遺伝子の増幅には何のDNAを鋳型に用いたか"がいただいた質問ですね．講演の最初の方で申し上げたpETF-h2sプラスミドを鋳型に用いました．

もし，質問者に対し気さくで協調的な姿勢で答えたい場合は，演者は次のように言います．

detailsのアクセント位置に注意

- I'd be happy to discuss the details with you after this session.

分科会終了後にでも詳しくお話ししましょう．

5-6 長く複雑な内容の質問に答える
Answering long and convoluted questions after a talk

CD:36

前述したように，質問者によっては自分の知識をひけらかす（show off）絶好の機会とばかりに長々と入り組んだ質問をするものです．そうなると実際，質問すると言うより独演会（statement）です．もし座長が中に入って調停（intervene）してくれなければ，演者はそのような質問に乗せられないよう，うまく（tactfully）対処しましょう．演者は，それは"質問"ではないと言う態度を貫き，そのような質問は完全に無視します．例えば，

thought-provokingの発音に耳を傾ける

- Thank you for your very interesting and thought-provoking question. You have raised some very interesting points.

大変興味深く，かつ，示唆に富んだご質問に感謝します．大変重要な問題点を提起してくださいました．

しかし，さらに対立するのを避けて，次のように付け加えます．

- You've obviously given this matter a great deal of thought. I hope the audience will bear your points in mind.

おかげで，この問題について深く思索するきっかけをいただきました．聴衆の皆さまもあなたのご指摘を心に止められることと思います．

そこで話を打ち切るため，さらに次のように付け加えます．

- Are there any more questions?　　　　　どなたか他にご質問は？

　上の答弁は慇懃無礼に質問者の発言をほめそやし感謝していますが，同時に発言者を戸惑わせ，場合によってはいらいらさせ恥をかかせる応答です．質問者は演者によるこの予期外の対応に気を悪くするでしょうが，聴衆も座長も質問者と口論になることを避けたこの演者の巧みな言いまわしの妙（delicacy）に感心するでしょう．

5-7　明らさまな敵対的質問に答える
Answering an obviously hostile question after a talk
CD:37

　残念ながらこれは本当なのですが，科学者によっては研究上の商売敵が講演した後の質問時間は「果たし合い」の時間と心得ています．軋轢もなく（with little conflict）上品に（decorous）終わる学会もありますが，聴衆が質問時間での両雄のぶつかり合いを期待してしまう学会もあります．しかし，講演後の質疑応答時間の勝者（winner）は明晰な頭脳をもち冷静な態度を貫ける科学者です．公衆の面前での論争は決して感心しません．したがって，演者のすべきことは，完璧な礼儀正しさを貫いたうえで相手の敵対的な質問（hostile question）をそらし，質問者の挑発に乗せられないようにすることです．もし，質問内容は敵対的でも質問は筋が通ったものであれば，演者は前述の 5-6 項で述べた長々と入り組んだ質問に対するのと同様に対処します．すなわち，

- Thank you for your very interesting and thought-provoking question. You have raised some very interesting points. You've obviously given this matter a great deal of thought. I hope the audience will bear your points in mind.

大変興味深く，かつ，示唆に富んだご質問に感謝します．大変重要な問題点を提起してくださいました．おかげで，この問題について深く思索するきっかけをいただきました．聴衆の皆さまもあなたのご指摘を心に止められることと思います．

▶ thought-provoking の発音に耳を傾ける

　対照的に，質問者がよく知られた競争相手であり，怒った調子，または声高な調子（in an angry or shrill tone）で質問してきた場合は，演者はその質問が競争者（a competitor）であるが故のものであることをほのめかしつつ，礼を尽くした（courteously）対応をします．競争者と言わずに「当分野のエキスパート」と誉め上げてもよいでしょう．

> - Thank you for your very interesting and thought-provoking question. You have raised a very interesting point. I know that you are an expert in this field and, thus, your perspective is of considerable interest to the audience here today.

大変興味深く，かつ，示唆に富んだご質問に感謝します．大変重要な問題点を提起してくださいました．あなたが当分野のエキスパートでいらっしゃることは重々存じ上げており，あなたのご見識には本日お集まりの聴衆の皆さまも少なからず興味を抱かれたはずです．

perspectiveのアクセント位置に注意

もし，質問が敵意に満ちたものであっても，1～2行の短い質問であれば演者は質問に答えるべきです．

分科会後へもち越す もし，長くくどくどとした質問であれば，次のように答えます．

> - The answer to your question goes beyond the scope of my talk today but I'd be happy to talk to you after the session. Are there any other questions?

いただいたご質問に対する答えは本日の私の講演の範囲を越えておりますが，分科会終了後にお話しすることにやぶさかではありません．ご質問の方は他におられませんか？

何度も手を挙げる 会の進行を礼儀正しい雰囲気（civil atmosphere）に保つのは座長の務めです．敵対的な競争者はあきらめきれずに2度目の質問をしようと挙げた手を振り続けるかも知れませんが，座長は毅然として次のように言います．

🌸 **礼儀正しく話を打ち切る**

"I'm sorry but I really can't talk now" は，話を打ち切りたい（続行できない）ことの礼儀正しい意思表示です．理由としては，時間がない，話したくない場合ですが，文中でその理由にふれないということは，強い一方的な意志を表しています．この言い方は，面と向かった会話，電話での会話の両方で使えます．

- I'm going to restrict the questions to one per person.

  質問は1人1問に制限します.

  restrictのアクセント位置に注意

丁寧に会話を断る 公衆の中での対決を避ける代償としては分科会後の私的な口論の機会が残りますが，敵対的な質問者は公衆の面前での対決に固執し，2人の間だけでの対決には興味を示さないのが普通です．分科会が終わってからも，敵対的質問者が不愉快な会話をはじめようとする気配を感じたら，演者は礼儀正しく次のように言い訳します．

- I'm sorry but I really can't talk now.

  ごめんなさい．今はお話しする時間がありません．

さらに深刻なNegative interactionsにおける対処方法については**第7章**で述べます．

第6章
学会での上手なつき合い
Social Interactions at a Conference

　研究者や医者が学会に出席する目的は3つあります．すなわち，研究成果の発表，研究の最新情報の直接的見聞，そして研究者達と会って交流を深めることです．交流は仕事上の交流と社交の2つに分けられます．社交上手は必ずしも仕事上の交流をうまく進める前提条件ではありませんが，前者は後者を容易にし，時にはすばらしい結果を引き出すものです．数年前，ある教授が学会で一人の教授に次のように声をかけられました．「どうです，私と一杯やりませんか．会社をつくるちょっといい考えがあるのですよ．」前述の教授は，「今夜はちょっと疲れているので…」と，にべもなく断りました．実は，その会社は後日大変な成長を遂げた米国の会社Genentechでした．この社交嫌いな（unwilling to socialize）教授は折角のチャンスを逃し，大富豪になり損ねました．この話は，社交がいかに仕事上の交流と切り離せないものであるかをよく物語っています．

　本章では，英語を共通語とする学会場で，あなたの社交がくつろいだ雰囲気で順調に進むようお手伝いをします．

6-1 人々が行き交う中での挨拶
Greetings in passing

　第1章では，人々と挨拶を交わし，雑談（small talk）をする際の有用な文例の数々を紹介しました．例えば，エレベータを待っているとき，エレベータの中で，あるいは廊下やホテルのロビーですれ違ったときに交わす言葉です．日本人は，当然その場でお辞儀をするでしょうし，それがあなたにとって自然であれば，何ら問題ありません．しかし，あなたのお辞儀に対して相手がお辞儀を返さなかったからと言って，意外に思ったり，けしからんと思ったりしないでください．

　相手が握手を求めたら，必ず握手します．英国人や北欧の人の場合，通例，上位の人が先に手を差しのべます．したがって，例えば，教授のあなたが英国からの若い研究者と会った場合は，あなたから握手を求めます．相手がお辞儀することを期待して

はいけません．

　米国人の中には，嬉しい気持ちを情熱的に表現するためにあなたを掴んで抱きしめる人がいます．抱きしめられてあまり気分がよくなくても我慢してください．米国人でさえ抱擁をありがた迷惑（unsolicited familiarity）だと嫌がる人が多いのですから．抱擁の挨拶を避ける1つの方法は，先手を打って右手を差しのべ握手してしまうことです．

　フランスや地中海沿岸の国々の人は挨拶のしるしに両方の頬にキスをしますが，実際にはくちびるを頬から数ミリ離して音だけでキスすることが多いようです．このような挨拶は，受ける側にとっては大変厄介なものです．何しろ，どちらの頬からキスされるか予測ができないからで，下手をするとお互いの頭をごっつんこしたり，メガネを壊すことがあります．このような気詰まりな結果を避けるには，キスを受け身で待ち，先に行動を起こさないことです．もしキスのお返しをしたくなければ，必ずしもする必要はありません．

　この身体を触れ合わす挨拶に際しての挨拶言葉は，**第1章**で述べたものが使えます．

6-2　カクテルアワー
The cocktail hour

　学会の開会式または晩餐会の前に用意されるカクテルアワーは，外国語をしゃべる重荷を背負ったあなたに限らず，参加者は誰でも大変緊張し気疲れするものです．

　会場に足を踏み入れると，大勢の人々が互いに楽しそうにおしゃべりしている光景が目に飛び込んできます．誰もあなたが入ってきたことに気付きません．そのうえ，人々が揃ってカジュアルな服装をしているのにあなただけが正装していたり，逆に，人々が全員正装している会場にカジュアルな服装のあなたが足を踏み入れたりすると居心地が悪く，ますます神経を消耗します．

　どこの国でも，医者は科学者に比べると品よく正装する傾向があるので，医者の集まりには男女ともダークスーツでのぞんだ方がよいでしょう．科学者はダークスーツなど持っていない人も多く，持っていても学会には携行しない人がほとんどです．せいぜいスポーツジャケットが普通で，ジーンズとセーター姿で出席する人も多いはずです．女性科学者は宝石類も化粧も控え目に小ざっぱりとした服装にします．ジーンズは科学者のイメージにはくだけ過ぎですが，スラックスなら全く問題ありません．

以上述べたことはもちろん一般論ですから，その場その場で適宜判断してください．例えば，医者の集まりが海のリゾート地で開かれる場合はカジュアルな服装が普通でしょうし，一流のホテルでの受賞式や宴会では，科学者は正装に身を包んでのぞむはずです．したがって，きわめて格式張った公式行事は別にして，レセプションや晩餐会に出る場合の服装は，通常の講演会や学術行事での服装と区別する必要はありません．しかし，よくアイロンのかかった清潔な衣服と行き届いた身づくろいは，どんな服装をするにしろ人々によい印象を与える最低限の条件です．

6-3 会話をはじめる
Starting a conversation

大きなレセプション会場に足を踏み入れて顔見知りの人が見当たらなかったら，まずバーを探します．たとえコップ一杯の水を飲むにしてもです．その途中で幸運にも知っている顔を見つけたら，次のように言います．

● Hello, good to see you. I'm just going to get a drink.	やあ，お久しぶりです．お目にかかれて嬉しいです．今，飲み物をとりに行くところです．

その人たちと話をしたい場合は，次のように加えます．

● I'll be right back.	すぐ戻ってきます．

もし，話をするつもりがなければ，バーで飲み物をとった後，その場所には戻らないことです．

🍡 **cocktail hour と cocktail party は同じ？**
　"cocktail hour" と "cocktail party" は厳密に言えば同一ではありません．前者は晩餐会の前に設定されるのが普通です．後者は独立したもので，通常，招待状によって招かれ，つまみも用意されます．

バーにて バーの前が飲み物を求める人々で混んでいたら，次のような言葉を投げかけます．例えば，

- What a crowd.　　　　　　　　　　　混んでいますね．

または，

- Isn't it hot in here?　　　　　　　　　ここは暑いですね．

知らない相手に話しかけられた あなたと同様に顔見知りが見つからないらしい相手が親しげに話しかけに乗ってきたら，たとえ名札（an identifying label）を下げていても自己紹介して話を続けます．次いでどこから来たのかを尋ねます（名前ではなく，場所を尋ねる方が礼儀に適っています）．

- My name is Hideki Asano. I'm from Sendai. Where are you from?　　Hideki Asanoと申します．仙台から来ました．あなたはどこからお出でになったのですか．

飲み物の注文 そうこうしている間に自分の番が来たら，バーテンダーに注文します．例えば，

- I'll have a glass of white wine, please.　　白ワインをいただきます．

おごる もし，無料ドリンク券をもっている場合は，それをバーテンダーに渡します．現金の場合，もし新しい友人にも一杯おごろうと思ったら，彼をふり返って次のように聞きます．

- May I buy you a drink?　　　　　　　飲み物をご馳走してよろしいですか．

話を終える さて，飲み物を手にしたら，たった今知り合ったばかりのくだんの友人と会話を続けるのもよし，続けたくなければ次のように言ってもかまいません．

- Excuse me, I have to go and talk to Dr. Greenhill and Dr. Hodges.　　失礼．Greenhill博士とHodges博士と話すことになっていますので…

そのとき，もし挨拶以上の会話を交わしていたら，次のように付け加えます．

| ●It's been nice talking to you. | お話しできて楽しかったです． |

知らない相手に話しかける この時点でまだ会話の相手が見つからず，一人の顔見知りも見つからない場合は，あなたと同様に話し相手を探していそうな人を見つけて近寄り，前述と同様に名前とどこから来たかを自己紹介します．次いで，次のように聞きます．

| ●Where are you from? What brings you to this meeting?*1 | どこからいらっしゃったのですか．この学会にはどういう経緯で？ |

*1：What brings you to this meeting?
研究発表で来たのか，または配偶者と一緒に来たのかなどを問う言い方です．

顔見知りに話しかける 顔見知りを見つけ，声をかけようと思ったら，まず雑談からはじめます．例えば，

| ●Hi, good to see you. How are you? Did you have a good trip here? | やあ，お久しぶり．お元気ですか．ここまでの旅はいかがでしたか． |

もし，最初からその人物に取り入って話をしたい場合は，次のように言います．

| ●I'd really like to talk to you about some problems that we are having in the lab. | 研究室で今直面している問題について，あなたと折り入って話をしたいのですが． |

もし，周りが騒々しすぎたら，次のように付け加えます．

| ●Perhaps*2 we could find somewhere quiet to talk?*3 | どこか静かなところでお話しませんか． |

*2：perhaps
perhapsは丁寧な依頼の意味をもちます．

または，

| ●When might be a good time for a serious conversation? | 落ち着いてお話ししたいのですが，いつがご都合よろしいでしょうか． |

*3：疑問符「？」
構文としては疑問形ではないにも関わらず疑問符？が付いていることに注意．これは答えを必要としない問いかけに使われ，修辞疑問文（rhetorical question）と言います．抑揚は疑問文に同じです．

6-4 会話を終える
Ending the conversation

　雑談を交わしていると，ますます会話に興が乗ってくる（animated）場合と，次第に先細りになる（peter out）場合があるでしょう．しかし，いずれにしても，会話を終わらせたいときがきます．カクテルアワー（またはカクテルパーティー）において，その人との会話を終わりにする標準的な言い方は，

● It's been nice to talk to you. Excuse me while I get another glass of wine.	お話しできて楽しかったです．ワインのお代わりをとりに行きますので失礼します．

もっと話したいとき　もし，新たにもう一杯のドリンクを手にした後もその人と話を続けたい場合は，次のように言います．

● Can I get you another drink?	飲み物のお代わりを取ってきますが，あなたの分もいかがですか．

後ほどまた話したいとき　もし，その人との会話を終わりにしたいものの，これからはじまる晩餐会でも一緒に話を続けたい場合，あるいは，いずれにしても会話をそのままでは終えたくない場合は，次のように提案します．

● Perhaps[*1] we can continue this conversation over dinner?[*2]	もしよければ，晩餐会でお話しを続けませんか．

　上のいずれの提案もしなかった場合は，会話を完全に終わらせたいことの意思表示です．

　もし，今まで会話をしていた相手が，もう一杯ドリンクをとりに行くと言ってあなたを離れたら，あなたは再び一人ぽっちの振り出しに戻ります．再び新しい話し相手を見つけるか，または，会場から気兼ねなく出て，晩餐（dinner）までのしばしの自由時間を楽しむのもいいでしょう．

食事に誘う　話がはずんだ相手が，もし，あなたと一緒に食事をしたい素振りを示したら，次のように誘います．

[*1]: perhaps
perhapsは丁寧な依頼の意味をもちます．

[*2]: 疑問符「？」
構文としては疑問形ではないにも関わらず疑問符？が付いていることに注意．これは答えを必要としない問いかけに使われ，修辞疑問文（rhetorical question）と言います．抑揚は疑問文に同じです．

• Let's go to dinner now.	さあ，晩餐会に行きましょう．
• I'll look for you just outside the dining room.	晩餐会場の入り口の外側で待っています．
• I'll save you a seat.	あなたの席も取っておきます．

晩餐会の予定もなく，ダイニングルームも見当たらない場合は次のように誘います．

• Do you know a good place to eat around here?	この近くでどこか食事のできる気の利いたところをご存知ですか．

6-5 食事の形式
Mealtimes

　学会によって食事の形式は一様ではなく，略式（informal）なものから晩餐会のように形式に大変こだわった（formal）ものまであります．朝食は常に略式で，学会プログラムで指定された時間帯（1〜2時間）にホテルまたは会議場内に用意されます．昼食も略式ですが，時間は午前の会議終了後に特定されます．夜の食事も通常の学会では略式ですが，学会の初日または最終日に催される晩餐会（banquet）は，ある程度形式張ったもの（some degree of increased formality）になるのが普通です．

6-6 食事の席について
Finding a place to sit

　略式の食事では席は決まっておらず，料理も通常ビュッフェ形式（buffet-style）のセルフサービスです．晩餐会では，あなたの席は決められていて，料理はウエイター

> **ビュッフェ形式（buffet-style）**
> ビュッフェ（セルフサービス）形式は日本では一般にヴァイキング形式と言っていますが，これは和製英語．英語圏では通じません．しかし，これに相当する言葉としてスエーデン語由来のsmorgasbordが使われることがあります．

かウエイトレスが運んでくれます．

　各人の席が決められていれば恥をかかずにすみます．あなたにとって適当な席が配慮の上指定されています．あなたはその席を見つけるだけです．あなたのテーブルの全員（またはほぼ全員）が揃うのを待ちます．あなたが男性の場合，もし隣が女性だった場合は，椅子を引いて彼女が座るのを助けます．また，男性は同じテーブルの女性が全員着席するのを待ってから着席します．

　問題なのは略式の食事での席です．知っている顔を見つけたらそこに席を取ればよく，問題ありません．知った顔がなく，適当に席を取らなくてはならない場合は，すでに話が弾んでいるグループの側は避けます．もし，一人ぼっちの人がいれば，あなたを歓迎してくれるでしょう．あなたが座ろうとするテーブルにすでに人が座っていれば，その人が知っている人でも知らない人でも，次のように声をかけてから着席します．

- May I join you?　　　　　　　　　　ご一緒してもよろしいですか．

すでに席に着いているあなたが，誰かにそのように声をかけられたら，次のように答えます．

- Of course.　　　　　　　　　　　　どうぞどうぞ．

ただし，あなたが仲間のために席を確保している場合は，次のように答えます．

- I'm sorry but I'm saving these seats.　ごめんなさい．仲間がここに来るのですが．

6-7 食事での会話
Conversation at mealtime

　同じテーブルに知っている人たちがいて，彼らもあなたをよく知っていたなら，やっとあなたは身も心もリラックスでき，食事も会話も楽しく進むことでしょう．もし，同じテーブルに顔見知りが見当たらず，また，彼らもあなたが何者かを知らないと思ったら，両隣の人に自己紹介します．まず，あなたとの会話に乗り気そうな方の人と会話をはじめます．頃合いをみて，反対側の人に向き直り話しかけます．しかし，その人が他の人と話し中だったら話しかけません．もし，両隣とも他の人と話がはずん

でいるようだったら，食事に集中します．また，テーブルの向かい側の人のしゃべっていることが聞き取れるようだったら，耳を傾けます．

　もし，だれも話しかけてこず，相手が話していることも聞き取れない場合は，いささか居心地が悪い（feel awkward）でしょうが，あなたが無言で座っている態度に何ら落ち度はありません．同じテーブルの他の人たちが悪いのですから，恥じることはありません．そもそも科学者や医者は人の心をそらさない社交術（social graces）に長けているとは言い難く，もしあなたが独りぼっちにされたら，食事に集中し，物思いにふければよいのです（immerse in your own thoughts）．まわりの人たちを気にしないことです．

仕事の話をはじめる　隣席の人と仕事の話（serious conversation about professional matters）をはじめたい場合は，次のように賛意を乞います．

● I wonder if now would be a good time to discuss your paper in "Medical News and Views" about the seasonality of malaria in Peru?*1	"Medical News and Views"に載っているあなたの論文，ペルーにおけるマラリアの季節性について，を話題にしたいのですが，今よろしいでしょうか．

■ malariaのアクセント位置に注意

*1：疑問符「？」
構文としては疑問形ではないにも関わらず疑問符？が付いていることに注意．これは答えを必要としない問いかけに使われ，修辞疑問文（rhetorical question）と言います．抑揚は疑問文に同じです．

返事　相手の答えは次のいずれかでしょう．

● Yes, I'd be happy to discuss it with you now.	はい，今話題にしていただいて結構ですよ．

あるいは，

● No. If you don't mind, I'd rather enjoy my dinner and speak to you after my talk tomorrow.	いえ．もしお許しいただけるなら，私の明日の講演が終わった後にしていただけますか．私から声をかけさせていただきますので．今は食事を楽しみたいと思います．

6-8 席を外す
Getting up from the table

ビュッフェ（セルフサービス）形式の食べ物を取りに行くとか，あるいは演壇まで

第6章　学会での上手なつき合い

行ってそこから挨拶をするとか，食事中のテーブルから離れる場合はいかなる理由であろうと同席の人々に次のように断ります．ただし理由を言う必要はありません．

● Excuse me.	失礼．

理由を述べて途中退席する　同席の人たちがまだ食事の途中であるのに，自分だけ退席しなければならないときは，同席の人々に詫びます．この場合は理由を説明します．

● Please excuse me, I have dreadful jet lag and have to get some rest.	誠にすみません．時差ボケがひどいので少し休む必要があるようです．

　部屋に戻るにしても，体調がすぐれない場合にしても，同席の人々に不必要な心配を与えてはなりません．例えば，身体の不調を具体的に告げるのではなく，少々疲れたとか，家族に電話するためと告げます．

● Please excuse me, I promised to call my husband before it gets too late.	誠にすみません．夫に，あまり遅くならないうちに電話すると約束しましたので，ここで失礼します．

食事が終わって　晩餐での食事が終わったら，年長者が立ち上がるまで他の人たちは席を立てません．したがって，あなたが年長者である場合はぐずぐずせずにまず立ち上がり，他の人たちが席を立てるように気を配りましょう*memo*（この場合の女性と年長者との順位については **6-9** 参照）．

招待客の場合　もし，あなたが招待客である場合は，席から立ち上がる際，または，立ち上がって直ぐに主人（host）にお礼の挨拶をします．例えば，

● Thank you so much for dinner.	結構な食事を誠にありがとうございました．

または，

● Thank you for hosting such a pleasant occasion.	このような楽しい機会のおもてなしをいただきありがとうございました．

memo
ビュッフェ（セルフサービス）形式の食事ではこのような注意は必要ありません．なぜなら，すべての参加者は職位を忘れてリラックスする機会なのですから．

主人の場合 もし，あなたが主人の立場なら，返事は次のとおりです．

• It was a pleasure.	私どもこそ光栄でした．

もっと話をしたいとき

食事中にはじめた会話を食事後も続けたい場合は，席を立って直ぐ，またはその後に次のように相手に提案します．

*1：perhaps
perhapsは丁寧な依頼の意味をもちます．

• Perhaps*1 we could go to the bar and continue this conversation?*2	もしよろしければ，バーにでも行ってお話しを続けませんか．

または，

*2：疑問符「？」
構文としては疑問形ではないにも関わらず疑問符？が付いていることに注意．これは答えを必要としない問いかけに使われ，修辞疑問文（rhetorical question）と言います．抑揚は疑問文に同じです．

• Perhaps*1 we could continue this conversation tomorrow after breakfast?*2	もしよろしければ，明日の朝食後にこのお話しの続きをしたいのですが．

返事 その返事は次の4通りになるでしょう．

• Yes, that would be great.	はい，それはいいですね．
• No, I'm sorry, I am really tired right now.	申し訳ありません．今はとても疲れていますので．
• Yes, let's meet tomorrow in the lobby at 8.30 a.m.	結構です．明朝8時半にロビーでお会いしましょう．
• No, I'm sorry, we can't meet tomorrow because I am leaving very early in the morning.	ごめんなさい．明日は早朝に出発しますので，お会いできません．

6-9 レディーファースト？
Ladies first?

その昔，西欧の上流社会の女性は"ladies"であり，レディーファースト（Ladies first）と言う言葉がしばしば聞かれ，それは当然の処世訓（maxim）として受け入れられていました．すなわち，男性は女性のためにドアを開けてお先にどうぞと女性を導きます．女性は晩餐では男性より先に着席し，料理も先に給仕され，食事が終われ

ば最初に席を立って後に残った紳士たちが葉巻をくゆらしポートワインを楽しめるようにしました．一方，今日では，男女の正しい立ち振る舞いを定義するのは容易ではありません．同僚の男性たちとすべて同等に処遇されることを望む女性科学者の中には，男性がドアを開けて彼女にレディーファストと言いながら先をゆずれば，侮辱と受け取り気分を害する人がいます．多くの女性科学者は男性と同等に（one of the guys）扱ってほしいのです．

晩餐での席について説明した 6-6 では，テーブルに全員（またはほぼ全員）が揃うのを待ち，男性は，隣が女性だったら椅子を引いて彼女が座るのを助けることや，男性は同じテーブルの女性が全員着席するのを待ってから座ることを述べました．これらの助言は，あなたが男性の場合，相手の感情を害さない紳士の儀礼的たしなみです．公式の場では，すべての男性は紳士と見なされ，すべての女性は淑女と見なされるのです．食事の席において，もしそこにいる男女の社会的身分がほぼ同列であれば，女性は淑女として振るまい，食事が終わればまず席を立ち，中でも一番年上の女性が率先して立ち上がるのです．しかし，もしそこに男性の主賓または最重要人物が同席している場合は，女性群はその男性が立ち上がるのを待たねばなりません．

形式ばらない場面および略式の食事においては，すべての男女は科学者として儀礼上互いに平等であるべきで，女性は特別の扱いを受けることを期待しません．例えば，同席の女性が配偶者だとだけ紹介され，それ以上の紹介がなかった場合，彼女がたとえ科学者でも医者でもなかったとしても，科学者または医者と同等の扱いを受けます．そのような女性に過度に丁重な態度で接すると，わざとらしく受け取られます．

🌸 セントルイスにて

訳者は米国中西部セントルイスで興味深い場面に出くわしました．レストランで旧友のカップル数組とテーブルを囲んで食事をしていたときのことです．1人の夫人が化粧室に中座すべく席を立ったのですが，男性群の全員がそれを見てあわてて腰を浮かす所作をしました．ただし所作だけです．レディーファストの国の紳士の儀礼だとの説明でした．米国のよき時代が残っている中西部ならではの光景でした．

6-10 Toastの提唱とToastへの参加
Proposing and participating in a toast

　参加者が一堂に会した晩餐会または略式の食事会において，招待客や会の主催者に謝意をこめてしばしばToast（乾杯に相当する）が行われます．

　正式の晩餐会ではしばしば司会者（a Master of Ceremonies）がいて，マイクをぽんぽんと叩いて参加者全体の注意を喚起します．マイクの用意がない場合も司会者は立ち上がり，それに気付いた皆が雑談をやめて静まるのを待ちます．

　司会者のいない内輪の食事では，Toastを提唱したい人が立ち上がってグラスをスプーンで叩き，すでに飲み物を口に閑談中の皆の注意を喚起します．

　晩餐会でのToastは参加者全員が起立したままかなりの時間をとります．会の開催経緯にはじまって主催者の紹介や来賓の紹介などと続きます．もし，あなたがToastを提唱する立場になった場合，どのような挨拶をすべきかは，多くのToastの場面を経験ずみのあなたならよくわきまえておられるでしょう．したがって，挨拶は次のような一例のみ挙げておきます．

▶ internistのアクセント位置と発音に注意

- **Professor Hayashi, Dr. Weinberg, ladies and gentlemen. It is an honor for me to welcome you all to the twentieth meeting of the Japanese Society of Internists and Pathologists. I would like to propose a toast to our honorees tonight, Professor Hayashi and Dr. Weinberg and also to Dr. Sumitomo and other members of the Organizing Committee for all their hard work. Please stand and raise your glasses. Thank you all.**

Hayashi教授，Weinberg博士，そして会場の皆々さま．第20回日本内科病理学会総会にご出席の皆さまに歓迎の辞を述べさせていただくことは，私にとりまして誠に光栄に存じます．では，今夕の受賞者であるHayashi教授，Weinberg博士，ならびに，本大会開催のために周到なる準備をしてくださったSumitomo博士以下大会組織委員会の皆さま方に対してToastを提唱させていただきたく存じます．どうか皆さま，席を立ってグラスを掲げていただきますようお願いします．ありがとうございます．

🍡 乾杯の挨拶
　上記の挨拶の最後の"Thank you all"は，皆が立ち上がる行動に対しての感謝で，つぶやく程度だそうです．一同はグラスを目の高さに捧げToastのお祝いを受ける当事者に顔を向けます．晩餐会では，日本のように"乾杯！"の唱和は行いません．

このような挨拶でToastのお祝いを受ける当事者たち（honorees）は着席したままでよく，皆と一緒に立ち上がることはありませんし，グラスの飲み物に口を付ける（drink a toast）こともありません．

略式の会での挨拶　形式ばらない内輪の食事会でのToastの提唱も同様の様式で行いますが，堅苦しさを省いたかたちになります．

- It's great to see you all here tonight. Welcome to the twentieth meeting of the Japanese Society of Internists and Pathologists. I'd like to propose a toast to Norio Hayashi and Joe Weinberg, who will be getting the Kobayashi Medal tomorrow, and to everyone who worked so hard to make this meeting a success. Cheers!

今夕は一堂に会した皆さまにお会いできて何ともすばらしいことです．第20回日本内科病理学会総会にようこそ．明日Kobayashi Medalを受賞されるNorio HayashiとJoe Weinberg，それに今回の大会の実現にお力をいただいたすべての方たちに対してToastを捧げたいと思います．Cheers!

▶ successのアクセント位置に注意

　この場合，Toastを提唱する人は参加者の起立を呼びかけませんし，参加者も着席のままでいて礼を失することはありません．しかし，そのときの成り行きで気分が盛り上がった場合は立ち上がり，"Cheers"に合わせてToastを捧げます．

米英でのToast

Toastは日本の乾杯とは文化的背景が違い，パンのトーストに語源をもつようです．米英でのCheers! は日本での乾杯！ のかけ声に相当しますが，内輪の場合（very informal）にのみに使える言葉で，晩餐では使いません．したがって，晩餐会でのToastでは，誰々のために，とか，誰々をお祝いして，とかの祝辞は口にしてもCheers! は使いません．ちなみに，沢山のテーブルに分かれての晩餐（banquet）の場合，飲み物は各自の判断で三々五々飲みはじめますが，全員が一致してのToastsはその後頃合いをみて提唱されます．

スエーデンでのToast

著者が夫君のノーベル賞受賞時の祝賀晩餐会で経験したことだそうですが，係の優雅なスエーデン人から次のようなことをあらかじめ教えられたそうです．スエーデンでは人々は食事の途中何回でも各自Toastsを交わす．また，スエーデンの伝統的慣習として，女性は男性が彼女に向かってグラスを掲げ"Skol"と声をかけない限りグラスに口を付けてはならない．したがって，女性は食事中絶えず男性に注目していないとアルコールを楽しめないのだそうです．

Toastの中味は強いスピリットでも水でも変わりありません．しかし，Toastでは一口（a small sip）だけに止めるのが適切です．また，晩餐であろうと内輪の食事会であろうと，Toastのお祝いを受けた本人は皆に合わせてグラスに口をつけることはありません．

6-11　Toastのお祝いを受けたら
Responding to a toast

　誰かがあなたを祝ってToastを提唱し，会場の皆が立ち上がって，あるいは着席したままで唱和してくれた後，あなたは次のどちらかの対応をとります．1つは，Toastの音頭をとってくれた人の方を向き，笑顔をもって軽く頷き返して"Thank you"と優しく言います．その人の目をとらえ，相手もあなたに目で応じていれば，あなたの"Thank you"が参加者全員に聞こえていなくてもかまいません．

参加者への短い挨拶 もう1つの対応は，Toastに対して参加者全体の目にふれるかたちで謝意を示します．晩餐会では，マイクをとるか，マイクがない場合は立ち上がり，Toast後に着席した参加者の注目があなたに集まるのを静かに待ちます．私的な食事会の場合は，司会者がやったように立ち上がるか，あるいはコップをスプーンで鳴らして皆の注目を集め，それから最初にToastを提唱してくれた人の方を向いて次のような短い感謝の挨拶をします．

• Thank you so much for your kind words. They are much appreciated.	過分のお言葉をいただき恐れ入ります．ありがとうございました．

参加者への長い挨拶 もっと長いスピーチをしたい場合は，まず，次のようにはじめます．

• Thank you so much for your kind words. They are much appreciated. It is a great pleasure for me to be here tonight and to see so many of my friends and colleagues.	過分のお言葉をいただき恐れ入ります．ありがとうございました．今夕ここに出席して多くの友人と同僚たちにお会いできますことは私にとって誠に光栄です．

📣 colleagueの第1音節母音oの特徴に注意

　状況を判断し，次のようにスピーチを締めくくります．

> - And, now, in closing, I'd like to ask you to raise your glasses again and join me in toasting the organizers of this meeting, in particular, Dr. Wakayama and Dr. Schwartz.

> さて，ご挨拶を終えるにあたって，もう一度グラスを掲げさせていただきたいので，ご協力をお願いします．では，本大会準備委員会の皆さま，とりわけWakayama博士とSchwartz博士に対してToastを捧げたいと思います．どうぞ．

　もし，あなたを祝した最初のToastが起立して行われた場合は，あなたの音頭による2番目のToastも起立して行います．もし，最初のToastが着席のまま行われた場合は，2番目のToastも着席したまま音頭をとっても構いませんが，もし，その場の雰囲気で皆が立ち上がったら，あなたも立ち上がってToastを提唱します*memo*．

memo
いずれにしても，人の言動は形式より中味の問題だ（Good behavior never goes out of style）というのが著者と訳者の一致した意見です．

6-12 バスツアー
The bus tour

CD:45

　カクテルアワーや晩餐会に加えて，学会参加者のためにバスツアーが企画されることがあります．前もってツアーに申し込んでいれば，登録デスクで受け取るパケットにチケットも入っているはずです．登録デスクで申し込む場合もあるでしょう（**4-1**）．

バス乗り場を尋ねる　ツアー当日バスがどこで待っているのかわからない場合は次のように尋ねます．

> - Where do I find the bus for the tour of the city?

> 市内観光バスはどこで乗るのでしょうか．

座席に座る　バスを見つけたら，自分の席を決めます．隣にすでに誰か座っていたら，次のように礼儀正しく訊きます．

> - Is this seat taken? May I sit here?

> この席空いていますか．座ってよろしいですか．

　隣席の人が知らない人だったら，ガイドが案内をはじめる前に自己紹介します（自己紹介の仕方は **6-3** で述べたカクテルパーティーの場合に同じです）．ツアーがはじまってしまえば，もはや隣の人と会話をする必要はありません．また，真面目な内容

の話をしようとするのも感心しません．ツアーでは皆リラックスして，しばしの間，学会のことは忘れようとしているからです．

途中でバスを降りたとき もし，ツアーの途中でバスを降りた場合，迷子になる心配があったら，一緒に歩いてくれそうな相手を見つけて話しかけます．

●Might I walk around with you; I'm afraid that I might get lost and miss the bus.	あなたと一緒に歩いてもよろしいでしょうか．迷子になってバスに戻れなくなるのが心配なので．

また，もし再び乗るバスを見失わないかと心配なら，ガイドに案内をもう一度繰り返してくれるよう，次のように頼みます．

●Could you tell me again, slowly, when we are supposed to meet back here again?	ここに何時に戻って来たらよいのか，もう一度教えていただけませんか．ゆっくりとお願いします．

ガイドの案内を自分が正しく理解したかを確かめるには，ガイドの案内を疑問形にして繰り返してみることです．

●So we have to be back here at 3.45?*1	では，ここに3時45分に戻ってくるのですね．

6-13 社交から抜け出す
Escaping from a social situation

社交から抜け出す場合は，会話の途中で突然言いよどんで，次のように言います．

●Would you excuse me, I have some business that I have to attend to.	あのー，途中ですが，失礼してよろしいでしょうか．どうしてもはずせない用事がありますので．

社交を中座するものの，後程再び会話の続きをしたい場合は，次のように言います．

●Perhaps*1 we can talk some more this afternoon.	今日の午後にでもお話しの続きをいかがでしょうか．

memo
初めての土地でホテルに滞在する場合は，必ずホテルの番地と電話番号をメモし，ポケットにしのばせて歩きましょう．もし道に迷ったらタクシーでホテルに戻ることです．

*1：疑問符「？」
構文としては疑問形ではないにも関わらず疑問符？が付いていることに注意．これは答えを必要としない問いかけに使われ，修辞疑問文（rhetorical question）と言います．抑揚は疑問文に同じです．

*1：perhaps
perhapsは丁寧な依頼の意味をもちます．

もし，相手がそのように申し出た場合は，あなたは礼儀正しく次のように対応します．

- Yes, of course.　　　　　　　　　　　ええ，もちろんです．

学会のため家から遠く離れた外国での滞在は不案内で落ち着かないものです．他の参加者たちは皆悠々とくつろいでいるように見えるかも知れません．しかし，程度の差こそあれ，不便を感じている人はあなただけではないのです．落ち着きなく不安な気持ちでいる人を見つけたら，その人の不安を取り除いてあげましょう．そうすれば，あなた自身の不安も忘れることができるというものです．

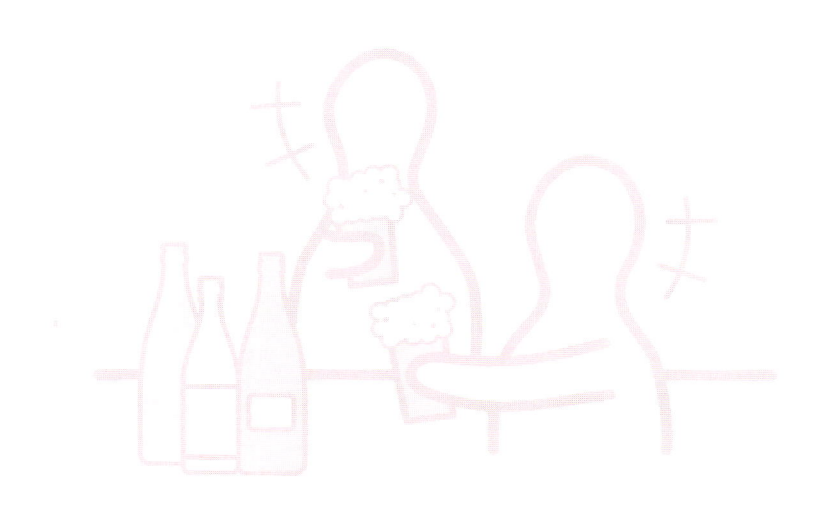

第7章
突然遭遇するより厄介な状況を切り抜ける

More Serious Disagreements, Confrontations and Difficult Situations

　　　　講演後の演者が直面する手の焼ける質問への対処法は第5章で述べました．この種の質問は演者にとってある程度心の準備ができるものです．本章では，心の準備のないままに突然遭遇するそれ以外の，より深刻な意見の不一致，対立，困難な状況への対処について論じます．

7-1　軽い抗議を相手にいかに伝えるか
How to register a mild protest

　　事態がそれほど深刻ではない場合の礼儀正しい単純な抗議は，次のような事例では"Excuse me"ではじまります．

エレベータ内で

・Excuse me but you are standing on my foot.	すみません，私の足を踏んでいらっしゃいませんか．

列に並んでいて（in a queue）

・Excuse me but I think I was ahead of you.	すみません，私が先のはずですが．

階段講堂にて（in a lecture theater）

・Excuse me but I think you picked up my pen by mistake.	すみません，私のペンを間違って使っておられませんか．

　　以上のような軽い抗議は，抗議する本人と相手の身分の上下に関係なく基本的に使えます．

7-2 強い抗議を相手にいかに伝えるか
How to register a strong protest

深刻な問題に直面して強く抗議する場合は，即座に理由を言います．例えば，

- That's not a new result. I published it last year.

  それは新しい結果ではありません．私が昨年発表したものです．

- I thought that I was going to be able to speak for 20 minutes. Here is your e-mail about my talk.

  20分間しゃべれるものとばかり思っていました．これは私の発表についてあなたからいただいたe-mailです．

- Don't touch my poster. I don't want to get fingerprints on my electron micrographs.

  私のポスターに触らないでください．電子顕微鏡写真に指紋が付くと困るのです．

上位の相手に対して 前述のような抗議の仕方は，抗議する方とされる方の身分（level of importance）が同等のときに許されます．もし，抗議する相手の身分が自分より上の場合は，もう少し丁寧な言い方で抗議します．次の3例は前述の3例にそれぞれ対応したより礼儀正しい言い方ですが，依然として穏当な抗議です．

- Excuse me but I'd like to point out that your result isn't new. Perhaps*¹ you aren't aware that I published it last year.

  すみません，あなたの結果は新しいものではないことを指摘させていただきます．それは私がすでに昨年発表したものだと言うことを多分ご存じないのだと思いますが．

  ※1：perhaps
  perhapsは丁寧な依頼の意味をもちます．

- I'm sorry to be difficult but I thought that I was going to be able to speak for 20 minutes. Perhaps*¹ you recall this e-mail that you sent me about my talk.

  面倒なことを言ってすみませんが，20分間しゃべれるものと思っていました．あなたからいただいたこのe-mailでは，そうおっしゃっていただいていますが．

- I wonder if I could ask you not to touch my poster. I don't want to get fingerprints on my electron micrographs.

  すみません，ポスターに触らならないようお願いしたいのですが．電子顕微鏡写真に指紋が付くのを嫌いますので．

下位の相手に対して 逆に，身分が上位の人（more important person）が下位の人（less

important person）に抗議するときは，下位の人を威圧するような言い方は避けます．したがって，その抗議の仕方は，下位の人が上位の人を相手に抗議するのと同じ表現を使います．

　上位の人と下位の人が同じ礼節レベルで対等に話すのは非常識（counterintuitive）と思われるでしょうが，上位の人が抗議する場合，下位の相手が気詰まりにならないよう配慮します．一方，下位の人が上位の人に抗議する場合は，相手に悪い印象を与えない配慮が必要なのです．したがって，同じ丁寧さで対等の言葉で話すのがよいのです．

7-3 強硬な抗議をさらに強めるには
How to reinforce a strong protest

抗議を無視されたとき1 あなたが対等身分の相手に抗議したものの，もし相手がそれを無視した場合，さらに抗議を続けようと思えば，最初の抗議を反復します．その場合，"I said,"を前につけて強調します．

● I said, "That's not a new result. I published it last year!"	"それは新しい結果ではありません．私が昨年発表したものです"と言ったではありませんか．

抗議を無視されたとき2 もちろん，あなたより年上の相手が抗議を無視した場合は，声高に非難するのは賢明とは言えません．しかし，依然として無視され続け，そのまま引き下がりたくない場合は，いら立った口調で次のように"Listen"をさらに前につけて抗議を繰り返します．

● Listen. I said, "That's not a new result. I published it last year!"	ちょっと聞いてください．"それは新しい結果ではありません．私が昨年発表したものです"と言ったではありませんか．

> 🔴 **Listenのあとに続く話**
> "Listen"と人が言った場合は，その後に不愉快なことや抗議（苦情）の言葉が続きます．例えば，息子ピーターが母親から"Listen, Peter,"と言われたら，息子は叱られるか，またはよくないニュースを告げられることを予期します．

抗議を無視されたとき3 それでも依然として無視されたことを見過ごせず，どうしても意見の相違を問題にしたいときは，今度は怒声気味にもう一度抗議します．

•Stop right there! I said, "That's not a new result. I published it last year!"	ちょっと待ってください！"それは新しい結果ではく，私が昨年発表したものだ"と指摘しているのです．

もし，それでも反応がなければ，あなたが誰であろうと現時点では如何ともし難いことを悟らねばなりません．あなたの苦情は他の裁き（forum）に委ねることになります．例えば，問題の論文の掲載雑誌の編集長宛に手紙を書くとか，例えば，当学会の組織委員会の上部の誰かに苦情を訴えることになるでしょう．

7-4 抗議に答える
Responses to a protest

犯した間違いを指摘されたときの標準的な対応は，通常は謝罪です．例えば，

•I'm sorry.	ごめんなさい．

または，もう少し丁寧に次のように言います．

•I'm so sorry.	大変失礼しました．

あなたが間違った行動，例えば，人の列にうっかり割り込んだことを指摘された場合，標準的な対応は次のとおりです．

•Please excuse me.	どうぞお許しください．

どちらの場合も，説明の言葉を付け加えることができます．例えば，

•I'm sorry, I made a mistake.	ごめんなさい．うっかりしていました．

および，

•Please excuse me, I didn't see you.	どうぞお許しください．あなたに気付かなかったものですから．

"Please excuse me," の句は相手の身分や年齢の上下に関係なく使え，また，職業上の討論以外の場での人々との交流の際にも使えます．

7-5 仕事に関する討論で受けた抗議に答える
Responses to a protest during professional discussions

上位の研究者が若手の研究者から抗議を受けた場合，特に配慮すべきは丁寧に答えることです．ぞんざいな対応はいけません．例えば次のように答えます．

• I'm so sorry. I must have made a mistake. I'd appreciate it if you could let me have a copy of your paper so that I can refer to your result in the future.	失礼しました．私の間違いだったようです．今後は，あなたのその論文を引用させていただきたいと思いますので，別刷りをいただけますか．

referのアクセント位置に注意

もし，抗議が事実と違っていた場合は，相手に反論できますが，その場合もまず謝るのがよいでしょう．

• I'm sorry but I think you must be mistaken.	ごめんなさい．しかし，それはあなたの誤解だと思いますが．

その理由を付け加えるのもよいでしょう．

• I'm sorry but I think you must be mistaken. This result is not the same as the one that you published last year.	ごめんなさい．しかし，それはあなたの誤解だと思いますが．今回の結果はあなたが昨年発表された結果とは同じではありません．

上位の研究者が若手の研究者に対して丁寧な言い方をする例を次に示します．

• I'm sorry but I'm not sure that you are correct. I know your work well and this result is different from the one you published because we did the experiment under anaerobic conditions.	ごめんなさい．しかし，あなたが言われていることが正しいのかどうかわかりません．あなたのお仕事はよく知っていますし，今回の結果はあなたが昨年発表された結果とは同じではありません．なぜなら，われわれ

anaerobicの発音に耳を傾ける

の実験は嫌気性環境下で行ったからです．

　若手の研究者が上位の研究者に対して反論する場合も，この丁寧な言い方が使えます．その場合，若手研究者は上位の研究者に対して極力礼を尽くし敬意を表します．上位の研究者も同様に若手研究者に丁寧な言葉で接し，自分の地位を笠に着て（exploit）若い研究者を不当にけなしていないことを示します．

7-6 単なる抗議だけでは相手に自分の怒りを十分に表現できない場合
When a simple protest is an insufficient expression of anger

　抗議の根拠は他愛のないものから重大なものまであります．些細な抗議なら冷静さを失うことはありませんが，そうではない抗議では，しばしば憤慨（indignation[*1]）や怒り（anger）がこみ上げてくるものです．怒りは自制心を失わせがちです（lose control）．そうなると，どんな言い争いもあなたの負けです（lose battle）．次項では抗議（protest）することと怒り（anger）を表明することとの違いについて述べます．

＊1：indignation
indignationはangerの中の一部の概念．

7-7 他の研究者に向けた怒り
Anger directed towards other researchers

CD:52

　怒りの正しい表現にはその国の言葉と文化的規範が背景にあります．したがって，母国語ではない言葉で怒りを表すのは難しいものです．もし，怒りを覚えたら，まず，怒るのが妥当かどうかをその場で判断します．多数の人々の面前，例えば講演後の質疑応答の場で怒りを表すべきではないのは当然です．また，話している相手の身分があなたと対等の場合は怒ってもよろしいが，上位の人に対しては怒りを直接表明しないことです．そのことで負の結果を招きかねません．また，下位の人に怒ると，威嚇ととられかねません．怒りを表すときは慎重に状況判断しましょう．怒りを表明することを決心したら，その目的は撤回を要求して強く抗議するのか，あるいは，怒っていること自体の表明にあるのかを考えてください．もし，怒りの表明自体が目的なら，次のように，"怒っている"，"大変不愉快だ"とできるだけ冷静に言う（say）ことが最善の表明（show）です．

| • I am very angry! | 大変怒りを覚えます. |

しかし，この怒りの表明の前後いずれかに必ず理由を付けるべきです．例えば，

| • You've stolen my method without giving me credit and that makes me very angry! | あなたはその方法が私の開発によることを引用せずに盗用されました．私はそのことに対して大変な怒りを覚えます. |

または，

| • I am very angry that you've stolen my method without giving me credit! | 私が開発したものであるその方法を引用なしに盗用されたあなたに対して，私は大変怒っているのです. |

いずれの場合も"very angry"が使われ，"angry"ではないことに注目してください．怒りの程度が"very angry"のときのみ怒りを表明すべきですが，単に"angry"なら，抗議するだけで十分のはずです．

7-8 仕事上の問題で怒りの表明を受けた場合の対応
Responses to anger in a professional situation

CD:53

不幸にもあなたが仕事上の問題で相手の怒りを買ったとき，まずなすべきは，指摘内容の否定ではなく相手の怒りを放散させる（diffuse one's anger）ことです．

例えば，

| • I am sorry that you are so upset. I can see why you might be angry. | あなたを怒らせてしまったようでお許しください．お怒りの理由は十分お察しします. |

次いで怒りの原因の解決に言及します．怒りが的を射たものであり，当然謝るべきだと思ったら，次のように付け加えます．

| • I am sorry that you are so upset. I can see why you might be angry. I do*1 apologize. I seem to have made a dreadful mistake. | あなたを怒らせてしまったようでお許しください．お怒りの理由は十分お察しします．とんでもない間違いをしでかしたようで，心からお詫び申し上げます. |

*1：do＋動詞
"I do apologize"のように，"do＋動詞"のdoはそれに続く動詞を強調することによって"大変"とか"深く"の意味を表します．すなわち，"I apologize（お詫びします）"に比べて"深くお詫びする"意味になります．

一方，相手の怒りが不当なものであれば，抗弁すべきです．例えば，

• I am sorry that you are so upset. I can see why you might be angry. However, I think you are mistaken.	あなたを怒らせてしまったようでお許しください．お怒りの理由は十分お察しします．しかし，それはあなたの誤解だと思います．

相手の怒りに釈明しようと思ったら，次のように付け加えます．

• Can we talk about this calmly somewhere quiet?	どこか静かなところで冷静にこの件をお話ししませんか．

あるいは，

• Can we talk about this calmly over a drink?	一杯やりながらでもこの件について冷静にお話ししませんか．

言葉上の問題が相手に誤解を招いたと思った場合は，次のように釈明してもかまいません．

• I'm so sorry if you misunderstood what I said. My English is not as good as it might be and I might not have made myself clear.	私の言ったことをもし誤解なさったのでしたらお許しください．私の英語がつたないせいで，わたしの立場を明確にお伝えできなかったようです．

7-9 事務局の人間，ホテルの従業員など一般の人々に怒りを表明する
Anger directed at administrators, hotel staff and other members of the general public

CD:54

ホテルの予約がとれていない 旅にまる一日かかってやっと学会開催地のホテルにたどり着いたものの，チェックインの段階で，あなたの予約は聞いていないと言われることがあります．もちろん，抗議をすることになりますが，怒りをぶつけるその場の相手が問題を引き起こした本人かどうか冷静に自問してみます．多くの場合，相手の従業員

は問題を引き起こした本人ではなく，怒りをぶつければ問題をこじらせるだけです．反対に，相手に丁寧に対処すれば，問題の解決に積極的に取り組んでくれることもあるでしょう．次の2つの問答を比べてみましょう．

memo
怒りをおぼえたとき，冷静さを保って礼儀正しく怒りを表せば，その効果は増大します．イソップ物語の北風と太陽ではありませんが，英語圏での諺に "You can catch more flies with honey than with vinegar." があります．

- **あなた [怒った対処]**: What do you mean, there's no reservation in my name? I reserved a room three months ago and here's my reservation number. How could you lose my reservation? This is totally unacceptable.
- **相手**: I'm sorry, sir, there's nothing I can do.

何ですって．予約者名簿に私の名前がないのですか．私は3ヵ月前に予約を入れたのですよ．これが予約番号です．予約もれなんて信じられませんね．全く受け入れられません．

誠に申し訳ありません．何ともお役に立てません．

または，

- **あなた [理解ある対処]**: What do you mean, there's no reservation in my name? I reserved a room three months ago and here's my reservation number. Is there any way you can find me a room here or somewhere nearby? I've been traveling for almost a full day and I'm exhausted.
- **相手**: I can understand how tired you are. Let me see what I can do.

何ですって．予約者名簿に私の名前がないのですか．私は3ヵ月前に予約を入れたのですよ．これがその予約番号です．何とか一部屋都合できませんか．近くのホテルでも結構です．今日は一日飛行機の旅で疲れ果てているのです．

旅のお疲れ，よくわかります．何かお役に立てないか考えてみましょう．

料理がなかなか来ない 従業員との接客に関するもめごとはレストランなどでも生ずるでしょう．ここでも接客態度に対する不当な怒りは事態を悪くするばかりです．反対に，問題の原因を理解しようとする態度は事態を改善させるかも知れません．次の2つの問答を比べてみましょう．

- **あなた [怒った対処]**: We've been waiting for an hour to get served. This is the worst restaurant I've ever been in.
- **相手**: I'm sorry, sir, there's nothing I can do.

注文してからもう1時間も待っているのですよ．こんなサービスの悪いレストランに入ったのははじめてです．

誠に申し訳ありません．何ともお役に立てません．

および，

- あなた [理解ある対処]：We've been waiting for an hour to get served. I can see that you are understaffed; how long is the wait likely to be?
- 相手：Yes, sir, we are missing one of our chefs tonight. I'll go and see how much longer you will have to wait.

注文してからもう1時間も待っているのですよ．厨房の人手が足らないのでしょうね．後どのくらいかかりますか．

はい，お客さま．おっしゃる通り，今夜はシェフの一人が休んでおりまして，あとどのくらいお待ちいただくのか確かめてまいりましょう．

7-10 要望用件を断られる，または断るとき
Asking for something nonessential that has been denied and denying such a request

用件を要望して断られたとき，そのまま引き下がるか，または再度，今度は少し強硬に要望する会話を次に示します．

以下の一連の会話例は，演者ではない研究者が座長に対して，分科会の最後5分でいいから臨時に講演させてくれないかとしつこく頼み込んでいる様子です．

a，研究者；b，座長

- a) Would it be possible for me to speak for five minutes at the end of your session?
- b) No, I'm sorry, there really isn't time.
- a) I was really hoping to have a chance to speak.
- b) No, as I said, there really isn't time.

あなたが担当される分科会の最後に5分間だけしゃべらせていただくわけにはいきませんか．

ごめんなさい．時間の余裕がないので，だめです．

この機会に是非しゃべらせていただけないかと，ずっと待ち望んでいたのですが．

同じことを言ってごめんなさい．時間の余裕がないので，だめです．

*1：疑問符「？」
疑問形ではないにも関わらず疑問符？が付いていることに注意．これは答えを必要としない問いかけに使われ，修辞疑問文（rhetorical question）と言います．抑揚は疑問文に同じです．

- a) Are you sure there is no way that you could give me five minutes? — 本当に5分間だけでもだめでしょうか
- b) No, there really isn't time. — だめです．本当に時間がないのです．
- a) Surely, it's not an unreasonable request?*1 — 決して理不尽なお願いではないと思うのですが．
- b) No, I'm sorry, there really isn't time. — すみませんが，だめです．時間が本当にありません．

前述の問答でわかるように，相手が同じ要求をさらに言葉を強めて言ってきても，同じ返事を繰り返す基本を守り，新たに断る理由を付け加えないことです．新しい理由を付け加えると，相手はそれを手がかりにしてさらにつきまとってきます．ますます事態をややこしくする問答の例は次のようになります．

■ vacateの発音とアクセント位置に注意

- b) No, I'm sorry, there really isn't time because we have to vacate the lecture room at five o'clock. — ごめんなさい．5時にこの部屋を空けねばならず，時間の余裕がないのです．

それを受けて相手は次のように言うでしょう．

- a) Surely, it wouldn't matter if we stayed an extra five minutes? — まさか，5分間だけ超過してもどうと言うことはないでしょう．

あなたはそれを受けて次のように言ってしまいます．

- b) But the speakers want to set up for the next session. — しかし，次の分科会の演者たちが準備する必要がありますから．

それに対して相手は次のように追い打ちをかけるでしょう．

- a) What difference would five minutes make? — 5分間の違いはどうと言うことないでしょう．

あなたがきっぱりと断る姿勢をぶれることなく保てば，このようなきりのない問答は避けられます．

7-11 必須の用件を要求して断られる，または断るとき
Asking for something essential that has been denied and dealing with such a request

例えば，講演にオーバーヘッド・プロジェクターを使いたいと言うような必須の用件を要求して断られた場合，次のようなやりとりが待っています．

- a) I really need an overhead projector. — オーバーヘッド・プロジェクターがどうしても必要なのです．
- b) I'm sorry but we don't have one available. — 申し訳ありません．用意がありません．
- a) It will be impossible for me to give my talk without one. — それがないと講演は不可能です．
- b) I'm very sorry but we don't have one available. — 大変申し訳ありません．用意がないのです．
- a) Are you sure that you can't locate one? — 本当に用意できないのですか．
- b) I'm sorry but, as I said, we don't have one available. — 申し訳ありません．申し上げているとおり，用意がないのです．
- a) Since I can't proceed without one, can you suggest what we might do to solve this problem? — オーバーヘッド・プロジェクターがないと埒があきません．問題解決に何かお知恵を貸していただけませんか．
- b) Well, let me think... What could we do? — そうですね... ちょっと考えさせてください．

🔊 locateのアクセント位置に注意

この問答において，一個人の一方的な問題は徐々に2人の問題に移り，最終的に両人は問題解決に向かって揃ってやる気を起こしたのではないでしょうか．

第8章
仕事に関連した
申し出・請求・面接
Conversations Related to Your Career

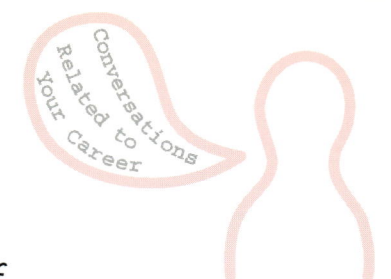

職業上の交流は多くの場合e-mailや手紙で行いますが，相手と直接顔を合わせる学会は，共同研究の交渉や職業上の交流を深めるまたとない機会です．

8-1　学会会場で新たな人脈をつくる
Initiating a professional relationship at a conference

研究者や医者が学会で会う場合，あらかじめ打ち合わせておく場合も，そうでない場合もあるでしょう．また，事前の打ち合わせといっても大まかなものであることが多いようです．すなわち，対等の間柄のe-mailであれば，"I hope that we can get together at the conference."程度で，詳細に打ち合わせることは滅多にありません．したがって，その程度の打ち合わせをしていた相手に学会会場で会ったときには，次のように挨拶します．

*1：seeとmeetの使い分け
1-1 を参照．

●Good to see*1 you. Can we fix a time to talk so that we can go over my results?	お会いでき何よりです．ちょっと時間を決めて私の結果を検討していただきたいのですが．

e-mailで連絡した後，はじめて会う あらかじめe-mailで打ち合わせておいたものの，会うのははじめての相手の場合は自己紹介をし，用件を告げます．例えば，

●Good afternoon. My name is Kenji Okada. I'm glad to meet*1 you. Can we fix a time to talk, as we agreed by e-mail?	こんにちは．はじめまして，Kenji Okadaと申します．e-mailでご承知いただいたように，時間を決めてお話ししたいことがあるのですが．

相手が上位の研究者の場合 もし，相手があなたよりかなり上位（far senior to you）の研究者の場合，事前のe-mailでの打ち合わせでは，"I wonder if it might be possible for me to talk to you at the conference." のように礼儀正しく打診します．また，会場で会ったときも次のようにe-mailで打ち合わせておいた用件を礼儀正しく申し出ます．例えば，

> - Good evening, Professor Beeson. My name is Kenji Okada. Do you recall, perhaps[*2], my e-mail in which I mentioned that I would be grateful if you had some time to talk to me. I wonder when it might be possible to sit down with you for a few minutes.

> こんばんは，Beeson教授．私はKenji Okadaと申します．先日差し上げたe-mailでご相談申し上げたように，お話する時間をいただきたいのですが．数分でもゆっくりとお話しできる時間をいただけますでしょうか．

※2：perhaps
perhapsは質問に丁寧さを加味します．

🔊 sitの発音に注意してみましょう．shipやsheなど "sh" の発音とは違います

会場で話しかける　会場で研究者を見つけ，仕事のことでまとまった時間をとって話をしたい場合があります．しかし，その研究者と今まで一度も接触したことがない場合は，自己紹介をし，話の用件を告げます．その相手があなたとほぼ同等の地位にある場合は，次のように告げます．

> - Good evening, my name is Kenji Okada. I heard your talk on trophoblast differentiation this afternoon, and I would be really grateful if you could find some time to sit down with me and discuss some similar results that we have obtained in my laboratory.

> こんばんは．私の名前はKenji Okadaです．今日の午後の栄養芽層分化についてのあなたの講演を聴きました．もし，時間を都合していただき，私の研究室で得ている同様の結果についてじっくり論議していただければ大変ありがたいのですが．

memo
たとえ名札を付けていても，話をする相手に対しては自分から名乗ることを勧めます．話しかけた相手があなたの名札をのぞき込まなくても済むからです．さらに，日本人名の発音に不案内な外国人にとって，あらかじめ名乗ってもらうことは正しい発音を知ることができるので歓迎されます．

🔊 laboratoryのアクセントが第1音節に置かれた例

上位の研究者に話しかける　もし，あなたよりかなり上位の研究者に同様に話しかける場合は，あなたの身分を具体的に告げて自己紹介します．例えば，

> - Good evening, my name is Kenji Okada. I am a post-doc in Professor Nakahara's lab in Kyoto. I heard your talk on trophoblast differentiation this afternoon, and I would be really grateful if you could find some time to sit down with me and discuss some results from my recent experiments.

> こんばんは．私はKenji Okadaと申します．京都のNakahara教授研究室でポスドクをしています．今日午後の栄養芽層分化についての講演を拝聴しました．もし，お時間の都合をつけていただき，私の最近の実験で得た結果についてじっくり話を聞いていただければ大変ありがたいのですが．

🔊 post-docの発音とアクセント位置に注意

下位の研究者に話しかける 明らかに自分より下位の相手に対して仕事上の関係を樹立したい場合は，用件の内容よりその内容の告げ方が肝要です．偉そうな態度を避け，できれば直ちに用件に入ります．例えば，

■ 動詞形 presented のアクセント位置に注意

*3：過去形
過去形になっていることに注意．すなわち，あなたの講演（またはポスター発表）を聴いたときに，思った，と時制を合わせています．

■ postdoctoral の発音とアクセント位置に注意．また，略称 post-doc についても日頃カタカナ化された発音に慣れ親しんでいるだけに，正しい英語での発音に注意

- Hi. I'm Keiichi Nakahara from Kyoto. I'm really interested in the data that you presented today and I was wondering*3 if you have any plans for a second postdoctoral fellowship after you finish at Berkeley. Do you have time to talk to me right now?

やあ，私は京都からきた Keiichi Nakahara です．あなたが今日発表されたデータにとても興味をもちました．そこで思ったのですが，Berkeley でのポスドクを終えた後，2度目のポスドクをするつもりはありませんか．今，私と話す時間はありますか．

上の例文は，①話しかける本人の氏名，②話しかける直接の理由（すなわち，研究結果について），③その理由に関連した説明（すなわち，ポスドクをする意向があるか）をすべて含んでいます．

8-2 共同研究の申し出を断る
Rebuffing attempts to establish a professional relationship

CD：58

共同研究の申し出を断る理由はいろいろありますが，断る場合は，相手が具体的な話に入ろうとする前に些細な（trivial）理由を告げて詫び，出鼻をくじきます（put an end）．例えば，

- No, I'm sorry, now is not a good time.

いいえ，ごめんなさい．今は時期的に適当ではありませんので．

相手が，では，いつなら都合がつくのかと喰い下がってきた場合も，他の取るに足らない理由をつけて繰り返し詫びます．例えば，

- No, I'm sorry. I'm really busy.

いえ，ごめんなさいね．本当に今忙しいのです．

ここまではっきり断られても（obviously rebuffed），まだ食い下がることは何人と

言えども礼を失します.

8-3 申し出や請求をする
Making offers and requests

申し出る 仕事の話をしていると，必然的に申し出や請求の話に移ることがあります．内容としては，試薬や材料の提供，短期または長期滞在の招請，講演の招請，共同研究への招請があり，次のような会話になります．

• Would you like us to send you some of our erythroid progenitor cells?	われわれの赤芽球前駆細胞をお送りしましょうか．
• Would you consider coming to my lab as a post-doc to work on histocompatibility antigens?	どうです．われわれの研究室にポスドクとして来て，組織適合抗原の研究をする気はありませんか．
• Would you like to send a student to work in my lab for a few weeks to study our crystallization methods?	どうです．あなたのところの学生さんを1人私の研究室に数週間来させて，われわれの結晶化方法を学びませんか．
• Would you like to come to Tokyo and give a couple of lectures to our Pathology department?	どうです．東京にお出でください，われわれの病理学教室で何回か講義をしていただけませんか．
• Would you like to set up a formal collaboration so that we could work on transmembrane signaling together?	いかがでしょうか．われわれと正式に共同研究を立ち上げて，膜貫通シグナル伝達について一緒に研究しませんか．

- erythroidのアクセント位置に注意
- progenitorのアクセント位置に注意
- post-docの発音とアクセント位置に注意
- histocompatibilityの発音とアクセント位置に注意
- collaborationの第1音節の母音oの特徴に注意

請求する 申し出ることは比較的やさしいことですが，請求するのは難しいものです．礼儀正しい請求の会話は，"I wonder if it would be possible…"ではじまります．例えば，

• I wonder if it would be possible for you to send us some of your erythroid progenitor cells?[*1]	あなたの研究室の赤芽球前駆細胞を少し送っていただくわけにはいかないでしょうか．

*1：疑問符「？」
構文としては疑問形ではないにも関わらず疑問符「？」が付いていることに注意．これは答えを必要としない問いかけに使われ，修辞疑問文 (rhetorical question) と言います．抑揚は疑問文に同じです．

post-docの発音とアクセント位置に注意

- I wonder if it would be possible to come to your lab as a post-doc to work on histocompatibility antigens?[*1]

  あなたの研究室にポスドクとしておもむき，組織適合抗原の研究をさせていただくわけにはいきませんか．

- I wonder if it would be possible to send a student to your lab for a few weeks to study your crystallization methods?[*1]

  学生を1人あなたの研究室に数週間送って，あなたの結晶化方法を学ばせていただくわけにはいきません．

- I wonder if it would be possible for me to come to Tokyo and give a couple of lectures to your Pathology department?[*1]

  東京を訪れて，あなたの病理学教室で何回かの講義をさせていただくわけにはいきません．

- I wonder if it would be possible to set up a formal collaboration so that we could work on transmembrane signaling together?[*1]

  いかがでしょうか．正式に共同研究を立ち上げていただき，膜貫通シグナル伝達についてあなたと一緒に研究させていただくわけにはいきませんか．

8-4 申し出や請求を承諾する
Accepting offers and granting requests

申し出を受諾したり，請求を承諾するのはやさしいことです．申し出の受諾には感謝の気持ちを添えます．例えば，

- Thank you. That would be great.

  わあ，それはありがたいことです．

または，

- That's very kind of you.

  ご親切にありがとうございます．

請求を承諾するときは寛大に応じます．例えば，

- Of course. That won't be a problem at all.

  もちろんです．何ら問題ありません．

8-5 申し出および請求を断る
Rejecting offers and requests

申し出を辞退したり，請求を断らねばならない場合は，悪い感情（ill feeling）が後に残らないようにします．

申し出を断る　申し出を辞退する場合は，まず相手の寛大な申し出に感謝した後に断ります．例えば，

• Thank you, that's very generous of you but I'm afraid that I can't accept your kind offer.	ご親切な申し出に感謝しますが，お気持ちだけいただかせてください．

もし，時期がくれば申し出を受ける余地があるかも知れない場合は，次のように答えます．

• Thank you, that's a very kind offer but I'm not in a position to accept it right now.	ご親切な申し出に感謝します．しかし，今のところはお気持ちだけいただかせてください．

請求を断る　請求する方が申し出るより気を遣うのと同様に，請求を断るのは受けた申し出を辞退するより難しいものです．請求を断らざるをえないときは，sorry, very sorry, またはextremely sorryという表現を使って謝ると同時に，断る内容をはっきり伝えます．すなわち，

• I'm sorry but I can't send you any cells.	申し訳ありませんが，いかなる細胞もお送りできません．
• I'm very sorry but I can't offer you a place as a post-doc in my lab.	大変申し訳ありませんが，私の研究室にあなたをポスドクとして迎えることはできません．
• I'm extremely sorry but I don't have room for any more students in my lab.	誠に申し訳ありませんが，私の研究室にこれ以上学生を受け入れる余裕はありません．

◀ post-docの発音とアクセント位置に注意

上位の人の申し出を断る　もし，申し出または請求がかなり上位の人からあった場合は，礼を尽くして断り，かつ，申し訳ないという気持ち（be more apologetic）を強く表します．申し出の断りは次のようになります．

nonetheless のアクセント位置に注意

- Thank you so much. Your offer is extremely generous but there is no way that I can accept it. Please understand that I do appreciate it, nonetheless.

大変ありがとうございます．しかしそのようなご好意をお受けするわけにはいきません．でも，私の感謝の気持ちだけはご理解ください．

上位の人の請求を断る 同じく，上位の人からの請求を断るのは大変難しいことですが，次のように謝ればよいでしょう．

- I'm very sorry. I feel very bad not being able to do as you ask. I do apologize[*1].

大変申し訳ありません．あなたのご要請にお応えできず大変遺憾に思っております．深くお詫び申し上げます．

＊1：do＋動詞
"I do apologize" のように，"do＋動詞" の do はそれに続く動詞を強調することによって "大変" とか "深く" の意味を表します．すなわち，"I apologize（お詫びします）" に比べて "深くお詫びする" 意味になります．

8-6 会話から面接に移行する
The conversation that turns into an interview

CD : 62

会話が，時として予定外の面接に移行することがあります．例えば，上位の研究者との会話で，ポスドクの空きがないかをあなたが尋ねた場合，その会話が面接になってしまっても不思議ではありません．したがって，その事態に備えて質問に答える心の準備をしておくことが必要でしょう．

種々の質問 次に種々の質問を例示します．

- Where are you working now?

現在はどこで仕事をしているのですか．

- What have you been working on?

今まで何の研究をしてきたのですか．

- Can you tell me about your recent publications?

あなたの最近の発表論文を教えてくださいますか．

interest のアクセント位置に注意

- What topics interest you particularly?

あなたが特に興味をもつ研究テーマは何ですか．

- What would you like to work on in the future?

将来は何の研究をしたいですか．

- When do you expect to be available*¹ for your next position?
- Where have you studied?
- What higher degrees do you have?
- Are you applying for any fellowships?
- What are your eventual career goals?
- Can you give me the names of three people who might write letters of recommendation for you?

あなたの次の職位の契約ができるようになる時期はいつですか．
どこの学校を出られましたか．
学位は何をおもちですか．
何か奨学資金を申請していますか．
職業として何を最終的に目指しているのですか．
あなたのために推薦状を書いてくれそうな3人の名前を挙げてください．

*1：available
「都合がよい」の意味で，ホテルの空部屋の予約，電話口に出られるかどうか，会えるかどうか等，いろいろな場合に使える言葉です．

▶ eventualのアクセント位置に注意

▶ careerの特徴ある発音に耳を傾ける

面接をはじめる前に　もし，ボスであるあなたがそのような若手の研究者から話しかけられ，ポスドクの可能性を前提に会話を面接に移行させようと思った場合，すぐに前述のような質問に入ってはいけません．面接になる可能性を次のように予告してからにします．

- Perhaps*², since you are interested in a position in my laboratory, we should talk a little bit about specifics. I hope you don't mind if I ask you a few questions about your work and your plans.

あなたは私の研究室での職位に興味をもっておられる様子なので，内容の詳細を少しお話ししませんか．あなたの研究と今後の計画についていくつか質問しようと思いますが，よろしいですか．

*2：perhaps
perhapsは，何々してはいかがでしょうという丁寧な意味合いを添えます．

▶ laboratoryのアクセントが第1音節に置かれた例

▶ specificsのアクセント位置に注意

この予告の言葉によって相手は面接に入る心の準備ができます．

8-7　正式の面接
Formal interviews　　CD:63

　正式の面接は日時をあらかじめ決めて行います．どのような面接もあらかじめ設定されれば正式のものになります．面接に臨むあなたは緊張するでしょう．特に面接が英語で行われる場合はなおさらです．あなたが緊張しているからといって面接する側の人はべつに驚かないでしょうし，英語に難点があることはある程度理解してくれます．しかし，英語で面接を受けるということは，あなたがその職位についた場合，ま

たは奨学生として採用された場合，日常的に英語を使うことが前提になっているはずです．したがって，あなたの英語での受け答えの様子および理解力は当然ながらあなたの評価に影響します．

質問がよくわからないとき もし，質問があらかじめ与えられていた場合は，あなたはその内容を理解して適切に答えることができるでしょう．しかし，面接では，質問をその場で理解し答えなければなりません．質問された内容が完全に理解できない場合は次の言いまわしの全部または一部を使って質問することは何ら問題ありません．

• I'm sorry but I'm very nervous. Could you repeat the question?	すみません，すっかりあがってしまって．もう一度質問を繰り返していただけませんか．
• I'm sorry but my English is not very good. Could you rephrase the question?	すみません，私の英語が力不足でご質問の意味がよくわかりません．もう一度，別の言い方で質問を繰り返していただけませんか．
• I apologize for my inadequate answer. It is difficult for me to express myself in English.	不適切な答え方で申し訳ありません．英語では思い通りの表現ができなくて困ります．

◀ rephraseのアクセント位置に注意

◀ inadequateの発音とアクセント位置に注意

追加資料送付の申し出 面接の最後になって，どうも自分の能力や実力を十分に相手に伝えきれなかったと思ったら，後日追加資料として書いたものを送ってもよいか，次のように申し出るのがよいでしょう．

• I realize that I haven't been able to answer all your questions fully. I wonder if I might send you some additional information in writing?	今日はどの質問にも十分にお応えできなかったことを痛感しています．言い足りなかった事柄を，後日，書面でお送りしたいと思うのですが，よろしいでしょうか．

質問の答えが聞きとれないとき 逆に，あなたが英語で面接をする側の立場であれば，返ってくる答えを完全に理解することが必須です．質問項目については **8-6** 項でも述べました．面接相手（interviewee）の母国語が英語の場合は，相手の答えをすべて理解するために少しゆっくりと話してくれるよう頼むことがあるでしょう．例えば，

- Could you slow down a bit?　　もう少しゆっくり話していただけませんか．

面接を終える　すべての質問を終えたら，次のように言って面接を終えます．

- Well, that's it, I think.　　さて，今日はこの辺でよろしいでしょう．

次はもう少し丁寧な言い方です．

- I don't have any more questions at this time.　　さて，今日はこれ以上お訊きすることはありません．

また，次のように付け加えてもよいでしょう．

- Do you have any questions?　　何か聞いておきたいことはありますか．

最後に　最終は次のように言います．

- Thank you very much for your time*1.　　今日は時間を割いてくださり大変ありがとうございました．

*1：Thank you〜
この言い方は，面接をした側，受けた側共に使える謝意の挨拶です．

採否通知の方法を告げる　面接の場で直ちに採否を告げることはほとんどなく，面接相手には採否をいつどのようなかたちで通知するかを告げます．例えば，次のように言えばよいでしょう．

- I'll be in touch with you by e-mail within a couple of weeks.　　この1〜2週間のうちにe-mailで連絡します．

または，

- I'll call you in a few days and let you know my decision.　　数日中に，電話で採否をお伝えします．

第9章
電話でのコミュニケーション
On the Telephone

　電子コミュニケーションはe-mail時代の到来によって格段に便利になりました．とはいえ，電話はいまだに重要な役割を担っています．ただし，電話料金は接続サービス会社（service provider）によって非常に大きく違ってきます．Skype（http://www.skype.com）のように世界中どこにかけても無料のコンピュータ間電話がある一方，ホテルの電話は宿泊客にとんでもない高額の料金を請求します．したがって，外国では，あらかじめ料金がどのくらい掛かるか承知したうえで電話を使いましょう．さらに，研究所や臨床施設から私用の電話をするときは，電話代の支払い規則を確認しておきましょう．

9-1　電話をかける
Responses to your telephone call

　何年か前までは，電話がかかってきたら受話器を取るのと同時に自分の名前または電話番号（または両方）を名乗るのが普通でした．しかし今日では"Hello"としか答えが返ってこないことが多いようです．したがって，あなたが相手の直通番号に電話した場合，電話にでた人が当の本人かどうかをこちらから確認する必要があります．

相手を確認する　例えば，

- Hello, is that Dr. Jeffries?　　　もしもし，Jeffries博士ですか．

helloの発音とアクセント位置に注意

相手が本人の場合　"Yes"の返事を待ってから挨拶の言葉とあなたの名前を名乗ります．例えば，

- Hello, Dr. Jeffries. This is Hideo Tanaka.　　　こんにちは，Jeffries博士．こちらはHideo Tanakaです．

本人でない場合　もし，返事が"No"だったら，話をしたい相手の名前を伝え，あなたの名前を名乗ります．例えば，

● This is Hideo Tanaka. May I speak to Dr. Jeffries?	Hideo Tanakaと申します．Jeffries博士とお話ししたいのですが．

職場などの窓口にかけたときの対応 職場（office），組織体（organization），企業（business）*1 などに電話をかけると，"Hello" という声に続いて早口で聞き取りにくい，多分その職場の名称らしき言葉が返ってくるでしょう．例えば，

● Hello, Dr. Jeffries' office.	もしもし，Jeffries博士のオフィスです．
● Hello, Office of the Dean of the Medical School.	もしもし，医学部学部長室です．
● Hello, Chadwick, Porter, Whistler and Brown Legal Services.	もしもし，Chadwick, Porter, Whistler and Brown法律事務所です．

*1：business
企業の英語がここではbusinessとなっていることに注意．businessはcompanyと同等の意味ですが，companyは個人企業を含まないからです．

話したい相手を告げる 前述のような応答が返ってきたら，話をしたい相手の名前を告げます．例えば，

● May I speak to Dr. Jeffries please?	Jeffries博士とお話ししたいのですが．
● Is this the Dean's secretary? I'd like to speak to the Dean, please.	学部長室秘書の方でしょうか．学部長をお願いします．
● I'd like to speak to Attorney Whistler, please.	Whistler弁護士とお話ししたいのですが，お取り次ぎいただけますか．

▶ secretaryの発音とアクセント位置に注意

▶ attorneyの発音とアクセント位置に注意

相手が不在と言われた もし，目的の相手が不在だった場合は，次のように尋ねることもできます．例えば，

● Could you tell me, please, when Dr. Jeffries might be available?	Jeffries博士には，いつお電話すればよろしいでしょうか．
● May I leave a message for Dr. Jeffries?	Jeffries博士に伝言をお願いできますか．
● Is it possible to speak to someone else in Dr. Jeffries' laboratory?	Jeffries博士研究室のどなたかとお話しできませんでしょうか．

▶ laboratoryのアクセントが第1音節に置かれた例

- Would you be kind enough to ask Dr. Jeffries to call me at 203-123-4567? | Jeffries博士に，203-123-4567の私宛にお電話いただけるよう伝言をお願いできますか．

一方，電話を切らずに待つように言われることがあります．例えば，

- Dr. Jeffries is on the other line; can you hold please? | ただ今Jeffries博士は他の電話に出ておられます．そのまま電話を切らずにお待ちいただけますか．

そのように言われたら，次のように返事します．

- Yes, I'll hold. | はい，切らずにお待ちします．

または，

- No, I'll call back. Thank you. | いえ，後でかけ直します．ありがとうございました．

🔴 電話の相手を指す指示語は"this"か"that"か

9-1 の「相手を確認する」会話文に，"Hello, is that Dr. Jeffries?" がありますが，次の121ページの「話したい相手を告げる」会話文には "Is this the Dean's secretary? I'd like to speak to the Dean, please." があります．どちらも電話に出た相手が当人かどうかを確認する言い方ですが，前者では "is that ...?"，後者では "is this ...?" とthatとthisが使い分けられています．著者の説明によると，相手が "Hello" と電話口に出たときにその声から即座に当人と判断したときは "is that ...?" を使うが，明らかに当人ではない人物が電話口に出たときは，その人に当人に電話をまわしてもらうという労（act）を依頼することが念頭にあるので，相手が当人に行きつく手前に位置するという距離的な感覚とその労を依頼する遠慮がちなニュアンス（softening overtones）も働いてthisを使うのだそうです．他の例では，あなたが友人の家に電話したときを想定してみましょう．当人が出たときは，"Hi, is that Sid?" ですが，他の声の人が出た場合は，"Hi, is this Professor Altman's house?" ということになります．

🔴 電話をかけるときの注意

電話口に出た相手に，"Hello, is that Dr. Jeffries?" の代わりにうっかり "Hello, are you Dr. Jeffries?" と訊かないことです．大変無礼（rude）にとられます．また，"Hello, Dr. Jeffries. This is Hideo Tanaka." の代わりに "Hello, Dr. Jeffries. I am Hideo Tanaka" と名乗るのも尊大で感心しません．

後者のように，"後でかけ直します"と返事した場合は，それ以上何も言う必要はなく，電話を切ります．

9-2 電話での会話
The conversation

さて，目的の人が電話口に出たら，相手の名前を称号付きで呼びかけます（ファーストネームで呼び合う仲になっている場合は別ですが．**1-1** を参照）．もし，相手の言うことがよく理解できない場合は，次のようにもう一度聞きなおしてもよいでしょう．

聞き返す

- I'm sorry. I didn't get that. Would you be kind enough to repeat it?

ごめんなさい．よく理解できませんでした．もう一度言っていただけますか．

反復して確認する また，相手が何を言っているか聞き取れたと思うものの自信がない場合は，次の対話のように，相手が言ったこと（最初の文）を反復した構文（2番目の文）で確認します[*1]．

- I shall be landing at Narita at 10.30 on Thursday morning.

木曜日午前10時半着の便で成田に着きます．

- Ah, you'll be landing at Narita at 10.30 on Thursday morning.

ああ，木曜日午前10時半着の便で成田にお着きになるのですね．

*1：反復
相手の言ったことを反復するかたちで確認する例は，**6-12** バスツアーのところでも述べました．

🔊 ahの発音に注意

名前のスペルを言う 相手があなたの名前を正しくわかってくれるか自信がないときは，そのスペルを言いましょうかと提案します．例えば，

- My name is Eiko Tanaka. Let me spell that for you.

Eiko Tanakaと申します．スペルをお教えしましょう．

次ページのBOX「🔴 スペルを伝える」で例示した規範を使えば，次のようにスペルを教えることになります．

- My name is Eiko Tanaka. Let me spell my first name for you: E for England; I for ice cream; K for king; O for orange.

Eiko Tanakaと申します．まずfirst nameのスペルをお教えしましょう．EはEnglandのE，Iはice creamのI，KはkingのK，OはorangeのOです．

相づち 電話での会話中，相手が言っていることをちゃんと聴いていることを示すには，次のような相づちを打ちます．

Mmm hmmの発音に親しみましょう

- Mmm hmm.

うん／うーん／ええ／そう／はい／ふうん．

または，

uh-huhの発音に親しみましょう

- Uh huh.

ウンウン／フンフン／ウーン／あ，そう．

ahとaha

ahは不意の喜び，驚き，承知の意などを表す間投詞です．似た間投詞にahaがありますが，こちらは2つの音節からなり特徴的な発音です＜Answers.com（http://www.answers.com/）＞．ahaは疑問が解けて納得した場合などに使われますが，著者によれば，ahaの2つの音節は状況に応じて異なった抑揚で使われるために，日本人などの外国人がそのことをわきまえないで使うと誤解を招くことがあり，要注意とのことです．

スペルを伝える

電話で言葉のスペルを云うときは，規範（code）を使って相手にわからせると便利です．ただし，このような規範は，他にもいろいろあります．
A, apple；B, Boston；C, cat；D, dog；E, England；F, France；G, garden；H, honey；I, ice cream；J, Japan；K, king；L, London；M, money；N, nobody；O, orange；P, party；Q, queen；R, rabbit；S, Spain；T, Tokyo；U, uncle；V, victor；W, water；X, x-ray；Y, yellow；Z, zebra

相づちの発音

Mmm hmm／Uh huh／Yes／I seeなどの相づちはそのときの状況や心理状態によっていろいろ微妙な抑揚がつけられるのはいずこの国でも同じですが，本書付属のCDでは，標準的なものを音声に収録しました．同様のことは**第1章**の"How are you?"の挨拶交換でも述べました．

あるいは，"Yes" とか "I see." と相づちを打ちます．

9-3 電話にでる
Answering the telephone

かかってきた電話の受話器を取って英語で話さねばならない場合，"Hello" だけでもよいし，"Hello" に続けてあなたの名前を名乗ってもよいでしょう．あなたの直通電話にかかってきた場合は，名前を名乗ります．例えば，

- Hello, this is Junko Murata.　　　　　もしもし，Junko Murataです．

研究室や臨床施設に電話がかかってきた場合は，職場の名称を言います．例えば，

- Hello, this is Dr. Feldstein's clinic.　　もしもし，Feldstein博士のクリニックです．

他の人にかかってきた電話に出たとき 電話した相手は，話したい個人を指名してきます．あなたが当の本人であった場合は，上に同じく，"This is Junko Murata." のように答えます．他の人を指名してきた場合は，次のようないく通りかの応対になります．

- I'll transfer you to his number.　　　彼の番号におつなぎします．

- Yes, one moment please, I'll see if I can find Dr. Feldstein.　　はい，ちょっとお待ちください．Feldstein博士が在室かどうか見てきます．

- Dr. Feldstein isn't here right now. Can I take your number and ask him to call you back?　　Feldstein博士は今いらっしゃいません．電話番号をいただければ折り返し電話するように伝えますが．

> 🌸 **"This is ～ speaking" の speaking**
> "This is Junko Murata speaking." とspeakingを付ける応答は時代遅れで，最近は使われません．ただし，電話口に出たのが他でもないJunko Murataだとあえて相手に意識させる（warn）場合はspeakingを付けます．例えば，相手と何らかのトラブルで交渉が続いている状況下，当の本人から電話が掛かってきた場合です．また，ぶっきらぼうに，"Speaking!" とだけ応答するのは不躾です．

*1：perhaps
perhapsは，何々してはいかがでしょうという丁寧な意味合いを添えます．

*2：疑問符「？」
構文としては疑問形ではないにも関わらず疑問符？が付いていることに注意．これは答えを必要としない問いかけに使われ，修辞疑問文 (rhetorical question) と言います．抑揚は疑問文に同じです．

- Can I take a message? / 伝言があればどうぞ．
- Dr. Feldstein is out of town. Perhaps*1 you would like to send him an e-mail?*2 / Feldstein博士は出張ででかけております．必要ならe-mailで旅先の博士に連絡できますが．

あなた宛だが手が離せないとき かかってきた電話に出たところ，あなた宛の電話だったものの，仕事を中断できず電話を後にしてほしい場合，次のように言います．

- May I call you back in 10 minutes because I am in the middle of setting up an experiment right now? / 今丁度実験に取りかかっている最中なのです．10分後に折り返し電話してもよろしいですか．

ほんのしばらく待ってもらえばよい場合，気のおけない相手には次のように言えます．

- Could you hold on a moment? I'll be right with you. / しばらくそのままで待ってもらえますか．すぐ戻ってきますので．

もう少し形式ばって言う場合は，

- Would you be kind enough to hold the line for a moment? / 恐れ入りますが，しばらくそのままお待ちいただけますか．

9-4 伝言を受ける
Taking a message

伝言を英語で受ける場合は，次の項目のすべて，または一部を相手に質問して確かめます．

- May I have your name please? / お名前を伺ってよろしいですか．
- Would you spell your last name for me? / last nameのスペルを教えていただけますか．
- What's your telephone number? / 電話番号をお願いします．
- May I repeat that, please? / では，復唱させてください．

• When would be a good time for Dr. Feldstein to reach you?	Feldstein博士がお電話を差し上げる場合，いつならご都合がよろしいでしょうか．

電話を切る前に 質問がすんだら，例えば次のように言って電話を終わります．

• Thank you. I'll make sure that Dr. Feldstein gets your message.	ありがとうございました．Feldstein博士には必ずご用件を伝えます．

9-5 電話での会話を終わらせる
Ending a telephone conversation

CD:68

e-mailの長所は，受け取ったメールを自分の都合のよいときに読み，都合のよいときに返事を出せる点にあります．対照的に，電話はこちらの都合とは関係なしに容赦なくかかってきて，電話に出ることになります．他方，あなたの方から電話した場合でも，何らかの理由で話を終わらせたい状況も生じます．いずれの場合にも対応して，礼儀正しく電話を終わらせる言い方を次に示します．

かかってきた電話を終わらせる まず，かかってきた電話を頃合いをみて終わらせたい場合は，

• I'm so glad that you called but I can't talk anymore now. Let's talk again soon.	電話をいただいてとてもうれしかったです．しかし，今はこれで失礼しなければなりません．近いうちにまたお話ししましょう．
• It was good of you to call but I've got to go now[1].	お電話いただいてありがとう．じゃあ，今日はこの辺で．
• It's been good to talk to you but I need to get back to work[1].	お話しできてとてもよかった．じゃあ，仕事が待っているので今日はこの辺で．

[1] この2つの言い方は，あなたの方から電話をかけた場合でも，話を終わらせたい場合に使えます．

相手からこのように言われた場合，あなたは，

• Of course.	もちろんです．

と応じ，場合によっては次のように付け加えてもよいでしょう．

- Let's talk again soon.　　近いうちにまたお話ししましょう．

または，

- I'll call you again in a couple of days.　　2〜3日のうちにまた電話します．

その後に"Good bye."の挨拶を交わします．

かけた電話を終わらせる あなたの方から電話をかけた場合，適当な時間の後に話を終わらせる場合は，次のように言います．例えば，

- I'm glad that we've been able to talk.　　お話しができてうれしかったです．

あるいは，前述のように"It's been good to talk to you."と言ってもよいでしょう．さらに，次のように付け加えることもできます．

- Let's keep in touch.　　お互い連絡を続けましょう．

または，

- I'll be in touch again soon.　　近いうちにまた連絡します．

その後に"Good bye."の挨拶を交わします．

相手が話し続ける場合 もし，相手がまだ話し続けるようだったら，

- I'd like to talk more but I have to go.　　私ももっとお話しを続けたいところですが，またにしましょう．

と言います．それでも話を終えない場合は少し強く次のように言います．

- I really have to go.　　本当に行かなければならないのです．

🍡 便利な言い回し "I have to go"

9-5 の会話で使われている"I have to go."は，実際にどこかに「行く」場合に限らず，他のことをしなければならない，玄関に誰かが訪ねてきた等の意味で相互が了解します．電話を切りたいと思いながら，そのきっかけの言葉がなくて困ることがありますが，日本語にはない便利な言い方です．

次いで "I'll be in touch again soon." と告げて最終的に話を打ち切り，"Good bye." の挨拶を交わして電話を切ります．

9-6 緊急事態に助けを求めるための電話
Telephoning for help in an emergency

緊急事態に備えて，必要なすべての電話番号の控えを常に手元に用意しておきましょう．例えば，緊急電話番号〔911：米国とカナダ／999：英国／その他各国の詳細についてはWikipediaの「Emergency telephone number」の項目（http://en.wikipedia.org/wiki/Emergency_telephone_number）を参照〕，かかりつけの医者または診療所の電話番号，家族連れの場合は近所の家の電話番号等です．緊急事態に際して，医療機関や消防署，警察，救急車のような公的機関に助けを求めて電話した場合は，緊急の助けが必要な旨をはっきりと告げます．例えば，

● This is an emergency. I need help immediately.	緊急事態です．急いで助けてください．

▶ emergencyのアクセント位置と発音に注意

その際，電話に出た人に必要な情報をもれなく告げます．例えば，あなたの氏名，緊急事態の場所，折り返し連絡可能な電話番号〔例えば携帯電話番号（cell phone number）〕などです．その後に，緊急事態の具体的内容を告げます．

かかりつけの医者（your physician）または病院（clinic）に緊急電話をする場合は，もっている健康保険証や傷害保険証の番号（identification number, insurance number）を必ず告げます．これをもっていないと受け付けてもらえない場合があります．電話に出た人にはあなたの氏名を名乗り，できるだけ冷静に（calmly）必要な情報を告げます．例えば，

● This is an emergency. I need help immediately. My name is Eiko Tanaka. I'm a member of the Bridgetown Health Plan. My three-year-old son is choking on a piece of candy. What shall I do?	緊急事態です．今すぐ助けてください．私の名前はEiko Tanakaです．私はBridgetown Health Planの加入者です．3歳の息子がキャンデーでのどを詰まらせています．どうしたらよいでしょうか．

近所の人に助けを求める 緊急の事態が起こり，英語を話す近所の人の助けを必要とする場合は，緊迫した窮状を電話で説明します．例えば，

● Hello. This is Eiko Tanaka. I'm so sorry to bother you but I have to take Masaki to the hospital. Can you come over and take care of the baby?	もしもし，Eiko Tanakaです．ご迷惑をかけて申し訳ありませんが，Masakiを病院に連れて行かなければなりません．こちらに来て赤ん坊の面倒を見ていただけませんか．

代わりの人の紹介を求める もし，その人から都合がつかないと言われた場合は，代わりに助けてくれそうな人を紹介してくれるよう要望します．例えば，

● Oh, dear. I don't know what to do. Can you suggest someone else who might be able to help?	あらまあ，どうしましょう．どなたか他に助けていただけそうな人を誰かご存知でしょうか．

9-7 お詫びの言葉
More apologies
CD:70

前項で述べたような異例のお願いをする場合は，その前にお詫びの言葉を述べます．その場合のいくつかのお詫びの言葉を恐縮の度合いの低い方から高い方に順に並べました．

● I'm sorry for calling you so early.	朝早くからお電話してごめんなさい．
● I'm so sorry for disturbing you after dinner.	夕食後のおくつろぎの時間に申し訳ありません．
● I do*1 apologize for calling you in the middle of the night.	このような真夜中にお電話して心からお詫び申し上げます．
● I am most terribly sorry for calling you so soon after your operation*2.	手術を受けられた直後だというのにご迷惑を重々承知のうえでお電話を差し上げております．大変申し訳ありません．

＊1：do＋動詞
"I do apologize"のように，"do＋動詞"のdoはそれに続く動詞を強調することによって"大変"とか"深く"の意味を表します．すなわち，"I apologize（お詫びします）"に比べて"深くお詫びする"意味になります．

＊2：operation
外科手術の英語としてはoperationとsurgeryがありますが，どちらかと言えば，後者は抽象的な表現です．すなわち，この会話では手術の内容を知っている間柄であるためoperationを使っています．第 **2-11** 項のsurgeryを使った会話参照．

電話に限らずこれらお詫びの言葉は次に述べる状況についても当然使えます．お詫びの理由が自明で，理由を述べる必要がない場合は，次のようにお詫びの言葉だけを述べます．

- スーパーマーケットでレジに並んでいる人にうっかりぶつかった場合．

    - I'm sorry. 　　　　　　　　　　　　　失礼．

- スーパーマーケットで他人のカートに自分のカートをぶつけてしまった場合．

    - I'm so sorry. 　　　　　　　　　　　　ごめんなさい．

- うっかり夢中で陳列棚の品を長い間見続けていて通路を塞いでいた場合．

    - I do[*1] apologize. 　　　　　　　　　　申し訳ありません．

- ケチャップの瓶を床に落として，他人にケチャップが飛び散ってしまった場合．

    - I am most terribly sorry. 　　　　　　誠に申し訳ないことをしてしまい深くお詫びします．

誰かが無礼なふるまいをしたとき，お詫びの言葉が常に返ってくればよいのですが，現実はそうではありません．しかし，もしあなたが礼儀正しくお詫びの言葉を投げかければ，相手の対応は必ずよい方向に進むはずです．その結果，不愉快なことになりかねなかった状況もしばしばよい方向に解決されるでしょう．

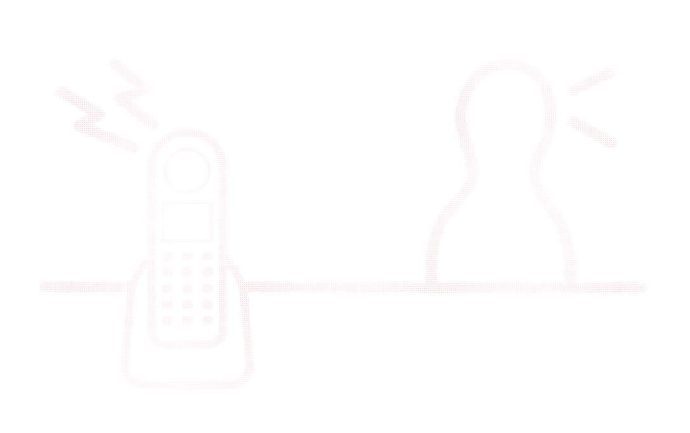

第10章
耳の訓練 —専門用語の正しい発音
Practice for Your Ears

　医学，生物学，物理学などで使われる専門用語の発音には難しいものが多く，もちろん，それら全部をリストアップするのは不可能です．しかし，その中にはとりわけ間違った発音がまかり通っている（commonly mispronounced）ものがあり，本章ではそれらの一部を集め，その発音を付属のCDに収録しました．その中には，本来の英語の発音とは違ったカタカナ英語のアクセントが含まれます．本章の目的は，読者の皆さまがこれら専門用語を正しく発音できるようお手伝いすると同時に，耳から入ってくる科学（spoken science）にさらに慣れ親しめるようお手伝いすることです．したがって本章を学ぶ際には，必ず付属のCDを聴いて耳から覚え，また実際に自分でも発音してみてください．本章ではこれらの用語をアルファベット順にグループ分けし，各例示文にこれらの用語が含まれるようにしました．さらにこれら例文を付属CDに意図的に3トラックに分けて収録しました．なぜなら，あなたが聴きたいと思う特定の用語を含む例文だけではなく，同時に他の文も繰り返し聴くことで耳から慣れ親しんでいただきたいからです．

　もし，本章に収録されていない用語の正しい発音を確かめたい，または知りたい場合は，Answers.com（http://www.answers.com）から検索してください．このウェブサイトは膨大な辞書で，びっくりするほど多数の科学用語が収録されています．もちろん，日常会話に使われる言葉も収録されています．発音を聴けるので（audio feed付き）きわめて便利です．目的の用語を検索し，画面上の小さいスピーカ印をクリックすると正しい発音が聴けますが，専門用語によっては発音は聴けないものもあります．

　以下，発音を間違えやすい単語をアルファベット順に並べ，それら単語を1つまたは2つ以上含む文を収録しました．アクセントの位置を**太字**で示しました．

第10章 耳の訓練－専門用語の正しい発音　133

A-D

- acc**e**lerator

    | The experiments were performed at the National **Accelerator** Laboratory. | 実験は国立加速器研究所で行われた． |

- addr**e**ss

    | This protocol was designed to **address** the problem of nonspecific immunostaining. | このプロトコルは免疫染色の非特異性の問題に対処したものである． |

- **a**ggregated
- allost**e**ric enzyme

    | The proteins **aggregated** to generate an **allosteric enzyme**. | タンパク質は会合してアロステリック酵素を生成した． |

- anab**o**lic
- **a**nalyzed

    | We **analyzed** the effects of **anabolic** steroids on performance. | タンパク質同化ステロイドの運動能力に対する影響を解析した． |

- anesth**e**sia
- **a**neurism

    | The **aneurism** was unconnected to **anesthesia**. | 動脈瘤と麻酔との因果関係はなかった． |

- angiog**e**nesis
- art**e**rial

    | The lecture described the effects of **arterial** pressure on **angiogenesis**. | 講義は血管形成に対する動脈圧の影響についてであった． |

- artifi**ci**al
- atheroscler**o**sis

> We present a method for the **artificial** induction of **atherosclerosis**.
>
> われわれは，アテローム性動脈硬化を人為的に誘発させる方法を発表します．

- augm**e**nted
    - ＊名詞形**au**gmentではアクセントは第1音節．
- biol**o**gical
    - ＊名詞形bi**o**logyではアクセントは第2音節．

> The compound **augmented** the **biological** activity of growth hormone.
>
> その化合物は成長ホルモンの生物学的活性を増大させた．

- bi**o**logy
- bl**a**stocytes

> We are trying to understand the **biology** of **blastocytes**.
>
> われわれは，未分化胚芽細胞の生物学を理解しようとしている．

- bronch**i**tis
    - ＊発音アクセント共に特に間違えやすいので注意．
- burs**i**tis
    - ＊発音アクセント共に特に間違えやすいので注意．

> The patient complained of **bronchitis** and **bursitis**.
>
> 患者は気管支炎と滑液包炎を訴えた．

- c**a**tegory
- c**e**ll d**e**ath

> This phenomenon falls into the **category** of **cell death** or apoptosis.
>
> この現象は細胞死またはアポトーシスの範疇に属します．

- ch**a**nged
- collabor**a**tion

> We changed the nature of our collaboration.
> われわれは共同研究の仕方を変更した．

- c**o**llagen
  ＊ドイツ語由来のコラーゲンとは発音もアクセントも違うので注意．

- col**o**calized

- c**o**nsequence

> As a consequence, we found that collagen was colocalized with keratin.
> その結果として，コラーゲンはケラチンと共局在していることを見つけた．

- contr**o**l

- co**o**peratively
  ＊名詞形cooper**a**tionとアクセントの位置が違うことに注意．

- crystalliz**a**tion

> The control experiment showed that crystallization occurred cooperatively.
> 対照実験はその結晶化が協同的に起こることを示した．

- carb**o**xy-t**e**rminal
- cytopl**a**smic
- del**e**tion

> Deletion of the carboxy-terminal end resulted in the cytoplasmic localization of the protein.
> カルボキシ末端を欠失させるとそのタンパク質は細胞質局在性となった．

- dep**e**ndent
- descr**i**ption
- dev**e**lop
- differenti**a**tion

> We tried to develop a description of insulin-dependent differentiation.
> われわれは，インスリン依存性分化の過程について内容を明らかにしようと試みた．

- displ**a**yed
  ＊最初の音節にアクセントを置く人がいるので注意．

| The results are **displayed** as a histogram. | 結果はヒストグラムで表示されている． |

- dist**u**rb
- downstr**ea**m
- dyn**a**mics

| The compounds **disturbed** the **downstream dynamics** when they interacted with each other. | それら化合物が相互作用した結果，下流の動力学が乱れた． |

E-N

- echoc**a**rdiogram
- ed**e**ma

| An **echocardiogram** was scheduled after the patient's **edema** had been treated. | 患者の浮腫を治療した後，心エコー図をとることにした． |

- el**i**minate
- el**u**cidate

| The controls allowed us to **eliminate** false-positive results and to **elucidate** the details of the reaction. | 対照実験による擬陽性結果の除外によって，反応の詳細を明らかにできた． |

- end**o**genous
  * heterog**e**neous, homog**e**neousのアクセント位置と混同する人が多いので注意．
- er**y**throid

| Do you have any evidence for the presence of **endogenous erythroid** precursors? | 内因性の赤血球前駆細胞が存在する証拠をお持ちですか． |

- exc**e**ss
- ex**o**genous
  * heterog**e**neous, homog**e**neousのアクセント位置と混同する人が多いので注意．

- extra**o**rdinary
- fibron**e**ctin

An **excess** of **exogenous fibronectin** had an **extraordinary** effect on cell adhesion.	外からの導入した過剰量フィブロネクチンは細胞接着に多大の影響を及ぼした．

- fl**a**t
- gl**i**al
- gr**a**dient

A mixture of **flat** cells and **glial** cells resulted from a concentration **gradient** of the chemoattractant.	化学誘因物質の濃度勾配によって扁平細胞とグリア細胞の混合集団が形成された．

- heterog**e**neous

  ＊heter**o**logousのアクセントの場所と混同する人が多いので注意．

- histocompatib**i**lity

The population was **heterogeneous** with respect to **histocompatibility** antigens.	その集団は組織適合抗原の観点からは不均質であった．

- homog**e**neous

  ＊hom**o**logousのアクセントの場所と混同する人が多いので注意．

- hyp**o**thesize

The identification of a **homogeneous** population of cells allowed us to **hypothesize** that such a method might be feasible.	細胞が均質集団であることを同定したことにより，このような方法の実用性を仮説化できた．

- id**e**a

  ＊カタカナ英語では最初の音節にアクセントを置く人がいるので注意．

- immunohistoch**e**mical

We decided that it would be a good **idea** to confirm the results of **immunohistochemical** staining with a new and more specific antibody.	免疫組織化学的染色で得られた結果を，新しく樹立されたより特異性の高い抗体を用いて確認すれば，きっと理解を深められると思った．

- in c**o**ntrast
  ＊動詞形contrastではアクセント位置が違うことに注意.
- inter**a**ction
- intrac**e**llular

| In contrast to our previous results, the unidentified factor prevented the interaction between the two intracellular proteins. | われわれの前の結果とは裏腹に，未同定因子は2つの細胞内タンパク質間の相互作用を妨げた. |

- introd**u**ced
- kin**e**sin
- knock**o**ut

| We introduced the gene into kinesin-knockout mice. | キネシン・ノックアウトマウスにその遺伝子を導入した. |

- l**e**vel
- luc**i**ferase
- l**y**sate

| Then we measured the level and activity of luciferase in the lysate. | 次いで，溶解物中のルシフェラーゼの濃度と活性を測定した. |

- m**a**jor
  ＊measureの発音と混同しないこと.
- m**e**ssenger
- met**a**stasis

| We examined whether the messenger RNA might play a major role in metastasis. | そのmRNAが転移に主要な役割を担っているかを検討した. |

- m**i**micry
- mol**e**cular

| It has proved difficult to explain such mimicry at the molecular level. | そのような擬態を分子レベルで説明するのは難しいことがわかった. |

- morph**o**logy
- n**e**gative control

> There were no changes in **morphology** in the **negative controls**.

> 負の対照実験では形態学的変化は全く見られなかった．

O-W

- oscill**a**tion
- par**a**meter
  ＊カタカナ英語のパラメータとは発音もアクセント違うことに注意．
- phosphoryl**a**tion

> We measured several **parameters** and detected circadian **oscillations** in the level of **phosphorylation**.

> いくつかのパラメータを測定した結果，リン酸化のレベルが概日リズム変動することを見つけた．

- physiol**o**gical
- pneum**o**nia

> There were no obvious **physiological** defects that might explain the susceptibility to **pneumonia**.

> 肺炎罹患性を説明できそうな明確な生理学的欠陥は何ら見つからなかった．

- p**o**ly-A
- pol**y**merase
- p**o**sitive r**e**gulator
- prep**a**red

> We prepared an analog of **poly-A** as a **positive regulator** of the activity of the **polymerase**.

> ポリ（A）ポリメラーゼ活性を正に調節するポリ（A）アナログを作製した．

polymeraseのアクセントは第2音節

- pr**e**vious
- prog**e**nitor

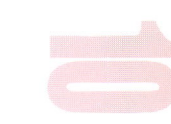

- prolifer**a**tion
  *＊動詞形proliferateのアクセント位置は違うことに注意.

- qu**a**ntitative

> Our **previous quantitative** analysis showed that the **proliferation** of **progenitor** cells was independent of the receptors.

> われわれが前に行った定量的解析は前駆細胞の増殖が受容体には依存しないことを示した.

- rec**i**procal
- r**e**gulated
- regul**a**tion
- resp**o**nse
- r**e**trograde

> When we examined the **response**, we found that the **regulation** involved **reciprocal retrograde** transport that was **regulated** at the transcriptional level.

> 反応を検討したところ，その調節には逆行性相互輸送が関係し，調節は転写レベルで起こることを見つけた.

- sev**e**rely
- sh**a**red
- s**i**gnaling
- st**i**mulated
  *＊名詞形stimul**a**tionと同じ位置にアクセントを置かないように注意.

> When we **shared** our results, we realized that the data indicated that the **signaling** was **stimulated** in **severely** damaged organs.

> 互いに得た結果を合同で検討したところ，そのシグナル伝達は重度の傷害を受けた臓器で促進されていることがわかった.

- str**u**ctural
- t**a**rgeting

> **Structural** analysis suggested that **targeting** involved the sequence encoded by the 5′ end of the gene for the receptor.

> 構造解析の結果は，受容体のアミノ末端をコードする遺伝子の5′末端がターゲッティングに関与することを示唆した.

*＊5′ end（five prime end）をゆめゆめfive dash endと口走らないように注意.

- t**e**ndency
- transm**e**mbrane

Analysis of **transmembrane** gradients revealed that the effect had a **tendency** to decay with time.	透析膜を距てた勾配を用いて解析したところ，その効果は時間と共に衰退する傾向を示した．

- tr**o**phoblast
- turned on
- underst**a**nd

Our goal was to **understand** how the synthesis of hormones is **turned on** in the **trophoblast**.	われわれの最終目標は，栄養芽層におけるホルモン合成のスイッチがどのようにしてオンになるのかの理解にあった．

- versatile
- working

Working in our laboratory and in our clinic, she demonstrated how **versatile** she was, and how talented.	彼女はわれわれの研究室および外来において多才さと有能さを遺憾なく発揮した．

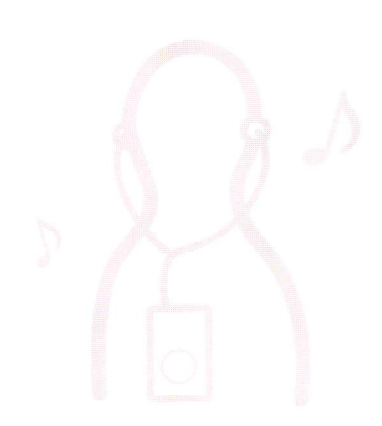

あとがき

　「生きた英会話」を標榜する本書の翻訳編集にあたっては，長年にわたって英語社会に住んで米国ビジネス界の中枢で活躍された秋山 薫，麗子夫妻（元米国主要金融機関国際部），松本益弘〔元米国法人Kintetsu International Express (U.S.A) Inc.のCEO；元北海学園北見大学教授〕，林 治郎（元日本レダリー株式会社社長；経営コンサルタント），それに大学関係では堀田康雄（カリフォルニア大学名誉教授；新潟医療福祉大学大学院教授），堀内賢介（ロックフェラー大学客員研究員；国立遺伝学研究所名誉教授）の両教授から英語世界の文化的背景と生きた英語についての得難い助言をいただきました．また，翻訳にあたっての適正な日本語の選択使用については，秋山夫妻および彦坂 諦（作家）に助言を仰ぎました（以上，敬称省略）．ここにあらためて感謝いたします．

　また，医学生物学分野の専門家の立場から大家基嗣（慶応義塾大学医学部），矢原一郎（MBL研究所），桜井雅温（元埼玉県赤十字血液センター），鮎沢 大（横浜市立大学）の皆さん（敬称省略）から随時貴重な助言をいただきました．

　わが国の医学生物学分野の若い学生および研究者の国際レベルでのコミュニケーションの円滑化を願って，私ども（Körner／瀬野）の2つの指導書『英語科学論文の正しい書き方』と『英文手紙とe-mailの効果的な書き方』が羊土社より出版されていますが，それに続く第3弾として本書の出版企画の重要性を高い見識から理解して支援してくださった一戸裕子社長に感謝します．それにもまして本書の具体的な企画をわれわれとトリオを組んで検討し出版にまで漕ぎつけてくださった編集部の安西志保さん，編集を直接担当し創意豊かに読みやすく，かつ神経の行き届いたレイアウトの本書の誕生を実現してくださった山下志乃舞さんら編集部の皆さまに，著者Körner博士共々心より感謝します．また，CDの録音編集は米国コネチカット州ハムデン市のスタジオ（Grace Recording Studio, Inc.）で行われ，女声は著者Körner，男声は著名な演劇教師Julian Schlusberg氏が担当しました．スタジオのFred Rossomando氏およびスタッフの熟達した技術支援に感謝します．

　2007年　早春

瀬野悍二

索引

欧文

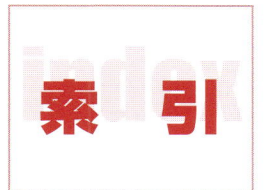

A

a Master of Ceremonies（司会者） ……… 92
a private word ……… 43
a sea of waving hands（おびただしい挙手がある） … 74
a small sip（一口） ……… 94
an identifying label（名札） …… 83
ah ……… 124
aha ……… 124
anger（怒り） ……… 103
angry ……… 104
animal care facility ……… 32
animated（興が乗ってくる） … 85
aspects（局面） ……… 50
audience ……… 67
audio feed ……… 132
audio/visual headquarters ……… 60
A/V室 ……… 60
availability ……… 48
available ……… 117, 121
awkward ……… 46, 88

B

basement ……… 32
be honored（履行される） …… 42
be right with you ……… 126

bench ……… 32
biological reagents ……… 33
biological waste ……… 33
bother ……… 35, 130
buffet-style（ビュッフェ形式）… 86
bulletin board ……… 35
bus tour ……… 95
Business Manager ……… 55

C

cafeteria ……… 31
calmly ……… 105
Can you ...? ……… 71
cannot quite understand ……… 75
card ……… 22
career goals ……… 117
cell phone number（携帯電話番号） ……… 29
Chairman of the Department（学科長） ……… 43
Cheers ……… 93
civil atmosphere ……… 78
Clinic ……… 57
clinicians ……… 35
cocktail hour ……… 81
cold room ……… 31
come in ……… 36
common space ……… 32
complaints（不満） … 46, 47, 50, 54
computer work stations ……… 31
conference room ……… 31
Conferences ……… 58
courteously ……… 77

D to E

decorous（上品に） ……… 77

diagnostic radiology unit ……… 32
diffuse one's anger（怒りを放散させる） ……… 104
direct ……… 60
Disagreement ……… 39
do＋動詞 ……… 19, 40, 68, 104
electrophoresis ……… 33
embarrassment（ばつの悪いこと） ……… 21
emergency ……… 129
equipment ……… 33
examining rooms ……… 32
extremely sorry ……… 115

F

facility ……… 32
family reasons ……… 44
find oneself bewildered（目を白黒させる） ……… 74
first name ……… 30
fix a time to talk ……… 110
for your time ……… 119
freezer ……… 33
Full Professor ……… 18, 22

G

generous of you ……… 115
get ……… 48, 123
get on ……… 54
get served ……… 106
get settled ……… 37
Giving a talk ……… 61
glassware ……… 33
go over ……… 110
goes beyond ……… 78
good question ……… 75
Good to see you ……… 110

index

Grand rounds ·················32
Greetings ·····················18
growth chambers ············33
guys ···························48

H

harassment（嫌がらせ）······51, 52
have to go ···················25
health insurance ·········36, 57
honorees ·····················93
host ···························35
hostile ····················66, 77
hosting ·······················89
hot room ·····················31
how are you ·················19
How do you do? ·········19, 22
How nice to meet you ······19
How nice to see you ········19
HPLC ·························33

I

I have to go ················128
I was wondering ············112
I wonder if ···················24
I wonder if you could ·······71
I wonder whether ············24
I wonder whether or not ···24
I'll be in touch ··············128
I'm sorry but I really can't talk now
 ·······························78
I've got to go ···············127
immerse in your own thoughts ···88
in an angry or shrill tone ···77
incubators ···················33
indignation（憤慨）··········103

informal situations
 （肩のはらない状況）·········22
intervene（調停）··············76
interviewee ··················118
into the microphone ········66
Introduction ·······18, 20, 29
introductory phrase
 （出だしの言い回し）·········72

J to L

jet lag ·························19
junior scientist
 （下位の研究者）··············71
just can't do that ···········40
keep in touch ···············128
keynote address ·············62
kind of you ··················114
kind words ···················62
Ladies first（レディーファースト）
 ································90
ladies' room ··················31
landlord ······················56
last name ····················30
latest issue ··················44
launch into ···················66
lecture theater ···············60
less important person ······99
level of importance ·········99
library ·························31
Listen ························100
looking forward to ···········23

M

main laboratory ··············31
make difficulties ·············51
maxim（処世訓）··············90
mealtime ·····················87

meet ·····················21, 25
meet in ·······················38
memory stick ················60
men's room ··················31
might I ask ···················24
mild protest ··················98
more important person ·····99
MRI center ···················32

N to O

Negative interactions ·······46
New Laboratory or Clinic ···29
not in a position to ·······115
On the Telephone ·········120
operation ···················130
optical equipment ···········33
out of town ·················126
over a drink ················105

P

P3 facility（P3実験施設）·····31
paraphrase it（言い方を変えて）
 ································74
perhaps ······················24
peter out（先細りになる）···85
pipettes ······················33
pointer ························61
principal investigator ···39, 47
Problematic situations ·····26
procedures ···················33
protest（抗議）··········39, 103
purchase order number ····34

Q to R

questioner ···················70
radioactive waste ············33

reach	127	
reference	34	
refrigerator	33	
Registration Desk	58	
registration form（登録用紙）	58	
regulations	34	
relationship	110	
rephrase	118	
reprints	38	
research projects	37	
right now	55	
RI実験室	31	
rules	33	

S

saving seats	87
see patients	35
send	113
senior scientist（上位の研究者）	71
session	60
set aside some time	37
settled in	37
show off（ひけらかす）	76
show of hands（挙手）	66
sit down	36, 111
Skol	93
small talk（雑談）	23, 80
small thing	52
smorgasbord	86
social graces（人の心をそらさない社交術）	88
Social Interactions	80
speak	34
speak to	34
specifics	117

Standard chemicals	33
statement（独演）	71, 76
stockroom	32
strict protocol（礼儀を厳格に守った言い方）	18
strong protest	99, 100
Surely	108
surgery	44, 130

T

take the bull by the horns	46
talkとspeakの違い	25
That would be great.	114
thatかwhichか	24
that's it	119
the second floor	32
there	20
there is no way	116
thought-provoking	76
tissue culture hood	32, 49
to your shoes	61
Toast	92
tour	31

U to Y

understaffed	107
University Clinic	56
unsolicited familiarity（ありがた迷惑）	81
untenable	42
upset	52
very angry	104
Visiting Fellow	57
warn	125
What brings you to	84
white coat	36

with little conflict（軋轢もなく）	77
young faculty member（若い研究者）	70

和文

あ to お

挨拶	18, 80, 94
相づち	19, 124, 125
軋轢もなく（with little ccnflict）	77
新たな人脈	110
ありがた迷惑（unsolicted familiarity）	81
案内	31
言い方を変えて（paraphrase it）	74
言い訳	79
怒り（anger）	103
怒りを買った	104
怒りを放散させる（diffuse one's anger）	104
憤りをおぼえる	52
居心地が悪い	88
いざこざ	39
一杯やりながら	105
今	55
嫌がらせ（harassment）	51
医療保険	36, 57
インキュベータ	33
ヴァイキング形式	86
打ち明ける	43
訴える	47, 49, 54
お祝いを受ける当事者	93
おごる	83
おびただしい挙手がある（a sea of waving hands）	74

index

折り返し電話 ……………126	緊急事態 ………………129	司会者（a Master of Ceremonies）
お詫びの言葉 ……………130	緊急電話番号 …………129	………………………92

か to こ

開会 ………………………64	苦言を呈し ………………51	試写 ………………………61
会議室 ……………………31	苦情 …………………47, 54	質疑応答 ……………65, 70
階段講堂 …………………60	苦情や不満（complaints）……46	実験台 ……………………32
下位の（less important）……70, 99	グランドラウンド ………32	質問に答える ……………75
下位の研究者（junior scientist）…71	グロースチャンバー ……33	質問を受ける ……………74
会話をはじめる …………82	計算機 ……………………31	質問をする ………………70
化学薬品 …………………33	掲示板 ……………………35	謝意 …………………62, 75
カクテルアワー …………81	携帯電話番号（cell phone number）………………129	謝罪 ……………………101
かけ合って ………………48		謝辞 ………………………66
肩のはらない状況（informal situations）………………22	研究課題 ……………37, 39	上位の研究者（senior scientist）
	研究室資料 ………………34	………………………71
学会 …………………58, 80	研究費 ……………………63	上位の人（more important person）
学科長（Chairman of the Department）……………43	講演 ………………………58	………………………99
	講演の出だし ……………62	紹介 …………………18, 20
カフェテリア ……………31	講演発表 …………………61	奨学金 ……………………42
ガラス容器 ………………33	光学機器 …………………33	上手なつき合い …………80
軽い抗議 …………………98	抗議（protest）………39, 103	承諾する ………………114
感謝の気持ち …………114	抗議に答える …………101	上品に（decorous）………77
閑談 ………………………23	コールドルーム …………31	食事の形式 ………………86
機械の故障 ………………68	ご丁寧なお言葉 …………62	助言 ………………………35
聞き返す ………………123	言葉の嫌がらせ …………52	処世訓（maxim）…………90
規則 …………………33, 34	断られる ………………107	女性用手洗い ……………31
基調講演 …………………62	断る ……………………107	診察 ………………………35
きっぱりと断る ………108	声高な調子 ………………77	診察室 ……………………32
客員 ………………………57		人物紹介 …………………29
給与 ………………………42	## さ to そ	スペル …………………124
興が乗ってくる（animated）…85	在庫品室 …………………32	請求 ……………110, 113
強硬な抗議 ……………100	最新号 ……………………44	請求を断る ……………115
共同研究者 ………………63	先細りになる（peter out）………85	性的な嫌がらせ …………52
共用 ………………………32	些細な嫌がらせ …………52	生物学的試薬 ……………33
局面（aspects）…………50	些細なこと ………………52	生物資料廃棄物 …………33
挙手（show of hands）……66	座長（the Chair）……58, 64	席を確保 …………………87
	雑談（small talk）……23, 80	席を外す …………………88
	裁き（forum）…………101	相談 ………………………52

組織培養 …………………………32

た to と

大学の病院外来 …………………56
大実験室 …………………………31
退席する …………………………89
男性用手洗い ……………………31
地下 ………………………………32
調停（intervene）………………76
強い抗議 …………………………99
敵対的質問 ………………………77
出だしの言い回し（introductory phrase）……………………72
手続き ……………………………33
電気泳動装置 ……………………33
電話 ………………………………120
電話にでる ………………………125
電話をかけるときの注意 ………122
電話を切らずに待つ ……………122
動物飼育室 ………………………32
登録受付デスク …………………58
登録パケット ……………………58
登録用紙（registration form）…58
独演（statement）…………71, 76
図書室 ……………………………31
取り組 ……………………………54

な to の

名乗る ……………………………59
名札（an identifying label）……83
名前のスペル ……………………123
飲み物の注文 ……………………83

は to ほ

バー ………………………………83
白衣 ………………………………36

バスツアー ………………………95
ばつの悪いこと（embarrassment）……………………21
話しかける ………………………111
反復 ………………………………123
ひけらかす（show off）…………76
一口（a small sip）………………94
人の心をそらさない社交術（social graces）……………………88
人の名前を忘れた ………………26
ピペット類 ………………………33
秘密主義（secrecy）…………51, 53
ビュッフェ形式(buffet-style)…86
複数形guys ………………………20
服装 ………………………………81
不測の事態 ………………………43
不満（complaints）……46, 47, 50
不満を訴える ……………………41
憤慨（indignation）……………103
分科会 ……………………………60
別刷り ……………………………38
ポインター ………………………61
妨害 ………………………………53
放射性廃棄物 ……………………33
放射線診断棟 ……………………32
法的な訴え ………………………46

み to も

身分 ………………………………99
メモリスティック ………………60
目を白黒させる（find oneself bewildered）………………74
面接 …………………110, 116, 117
面接相手 …………………………118
面倒 ………………………………35
申し出 ……………………………110

申し出る …………………………113
申し出を断る ………………112, 115
物思いにふける …………………88

や to わ

厄介な状況 ………………………26
履行される（be honored）……42
礼儀正しい雰囲気 ………………78
礼儀正しく断る …………………28
礼儀正しく話を打ち切る ………78
礼儀を厳格に守った言い方（strict protocol）……………18
冷静に ……………………………105
冷蔵庫 ……………………………33
冷凍庫 ……………………………33
礼を尽くし ………………………77
レセプション ……………………82
レディーファースト（Ladies first）…………………90
若い研究者（young faculty member）……………………70
別れの挨拶 ………………………26

数字

2階 ………………………………32

著者および訳・編者プロフィール

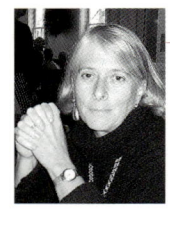

著者 ● Ann M. Körner

英国ケンブリッジ大学で学士号取得．米国エール大学で分子生物物理学と生化学を専攻し，博士号を取得．現在，夫Sidney Altman（エール大学教授）と米国コネチカット州ハムデンに住む．Bioscript（医学生物学編集サービス）代表．ご意見や質問は電子メールでannaltman@gmail.comまで．

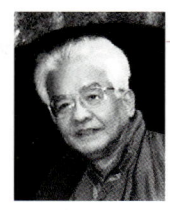

訳・編者 ● 瀬野悍二

京都大学理学部植物学科卒業．同大学院にて理学博士号取得．米国セントルイス大学医学部でポストドクトラルフェロー．国立がんセンター研究所，埼玉県立がんセンター研究所，国立遺伝学研究所に勤務．国立遺伝学研究所名誉教授．総合研究大学院大学名誉教授．ご意見や質問は電子メールでtaketchan@mac.comまで．

困った状況も切り抜ける医師・科学者の英会話
国際学会や海外ラボでの会話術と苦情，断り，抗議など厄介な対人関係に対処する表現法

2007年5月1日 第1刷発行

著　者	Ann M. Körner
訳・編者	瀬野悍二
発行人	一戸裕子
発行所	株式会社 羊 土 社 〒101-0052 東京都千代田区神田小川町2-5-1 神田三和ビル TEL　03（5282）1211 FAX　03（5282）1212 E-mail　eigyo@yodosha.co.jp URL　http://www.yodosha.co.jp/
装　幀	山田英春
印刷所	株式会社 平河工業社

ISBN 978-4-7581-0834-8

本書の複写権・複製権・転載権・翻訳権・データベースへの取り込みおよび送信（送信可能化権を含む）・上映権・譲渡権は，（株）羊土社が保有します．

JCLS ＜（株）日本著作出版管理システム委託出版物＞ 本書の無断複写は著作権法上での例外を除き禁じられています．複写される場合は，そのつど事前に（株）日本著作出版管理システム（TEL 03-3817-5670，FAX 03-3815-8199）の許諾を得てください．

研究生活に必要な"好感をもたれる英語"が的確に身につく！

相手の心を動かす
英文手紙とe-mailの効果的な書き方
理系研究者のための好感をもたれる表現の解説と例文集

留学，論文投稿，共同研究，学会主催など研究生活に必要不可欠な英文手紙を例文解説とCD-ROMで完全マスター！この1冊で相手に好感をもたれる，慎重かつ礼儀正しい英文手紙の表現が身につきます．

著／Ann M. Körner
訳・編／瀬野悍二

- 定価（本体3,800円＋税）
- B5変型判　198頁　ISBN978-4-89706-489-5

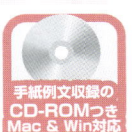

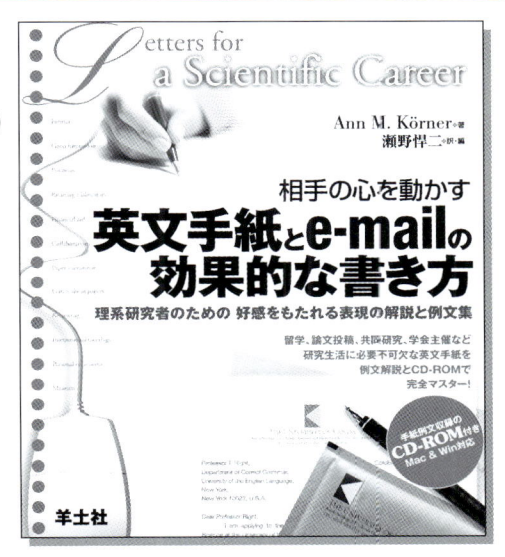

手紙例文収録のCD-ROMつき Mac & Win対応

日本人研究者が間違えやすい
英語科学論文の正しい書き方
アクセプトされるための論文の執筆から投稿・採択までの大切な実践ポイント

20年間，科学論文の査読をしてきた英語圏の一流研究者が日本人研究者へ贈る論文の書き方の決定版！日本人が間違えやすいポイントはもちろんのこと，審査員に好印象をもってもらうための書き方を伝授．

著／Ann M. Körner
訳・編／瀬野悍二

- 定価（本体2,600円＋税）
- B5変型判　150頁　ISBN978-4-89706-486-4

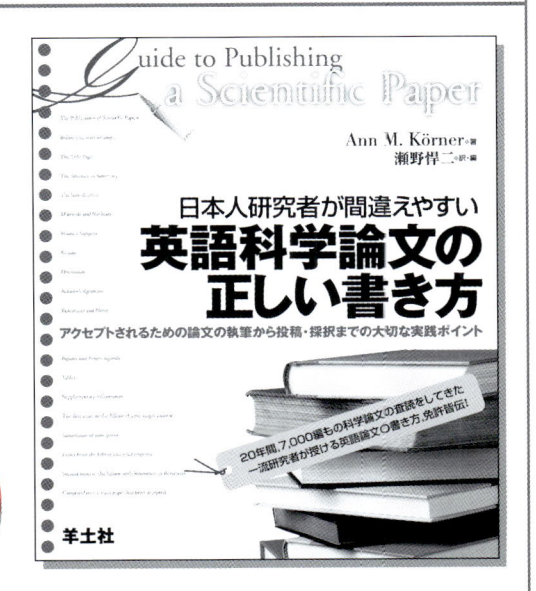

発売後たちまち増刷！

発行　羊土社　――――――――――　ご注文は最寄りの書店，または小社営業部（03-5282-1211）まで

論文作成・学会発表に役立つ羊土社おすすめの英語関連書籍

ライフサイエンス英語 類語使い分け辞典

編集／河本 健
監修／ライフサイエンス辞書プロジェクト

- ネイティブがよく使う単語・表現を約15万件の論文データ※に基づき分析,収録！
  ※米／英国から生命科学分野の主要学術誌89誌に発表された論文抄録
- 使える"生"の例文も満載！

■ 定価（本体4,800円＋税） ■ B6判 ■ 510頁 ■ ISBN978-4-7581-0801-0

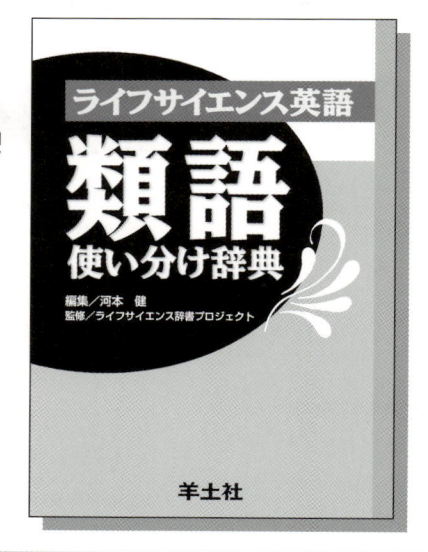

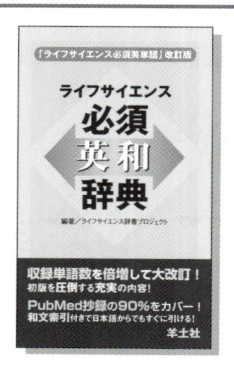

ライフサイエンス 必須英和辞典

編著／ライフサイエンス辞書プロジェクト

■ 定価（本体3,800円＋税） ■ B6変型判 ■ 413頁 ■ ISBN978-4-89706-484-0

科学英語論文の赤ペン添削講座

はじめてでも書ける！実例で身に付く！
アクセプトされる論文を書くコツと鉄則

著／山口雄輝
英文監修／Robert F. Whittier

■ 定価（本体3,200円＋税） ■ B5判 ■ 172頁 ■ ISBN978-4-89706-479-6

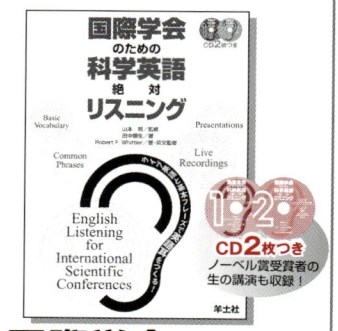

国際学会のための科学英語絶対リスニング

ライブ英語と基本フレーズで英語耳をつくる！

監修／山本 雅 著／田中顕生
著・英文監修／Robert F. Whittier

■ 定価（本体4,600円＋税） ■ B5判 ■ 182頁 ■ ISBN978-4-89706-487-1

発行 羊土社　ご注文は最寄りの書店、または小社営業部（03-5282-1211）まで

毎日の実験・研究，発表に役立つ実用マニュアル

実用性抜群のポケットマニュアル

バイオ試薬調製ポケットマニュアル

欲しい溶液・試薬がすぐつくれる
データと基本操作

著／田村隆明

試薬の調製法や特性に加え，基本的なバイオ実験の操作法までわかります

溶液・試薬データ編と基本操作編の2部構成！

持ち運びに便利なポケットサイズ！

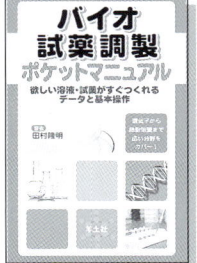

- 定価（本体 2,900円＋税）
- B6変型判　286頁　ISBN978-4-89706-875-6

大好評ポケットマニュアルの第2弾

バイオ実験法＆必須データポケットマニュアル

ラボですぐに使える基本操作と
いつでも役立つ重要データ

著／田村隆明

実験に必要なデータと汎用プロトコールをポケットサイズにギュッと凝縮した，新しいタイプの実験解説書です

毎日の実験に使える1冊！

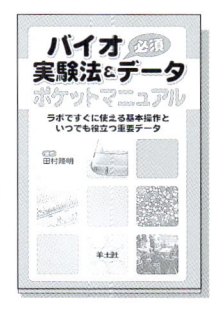

- 定価（本体 3,200円＋税）
- B6変型判　324頁　ISBN978-4-7581-0802-7

好評のプレゼン解説書，全面改訂！

改訂第2版 PowerPointのやさしい使い方から学会発表まで

アニメーションや動画も活かした
効果的なプレゼンのコツ

編集／谷口武利

見やすいスライド作成の基本・研究データの処理・発表方法など，必須のテクニックが身につく！

- 定価（本体4,500円＋税）
- B5判　オールカラー　277頁　ISBN978-4-7581-0810-2

すぐに使える実践テクニック満載

画像解析テキスト 改訂第3版

NIH Image, Scion Image,
ImageJ実践講座

編集／小島清嗣，岡本洋一

医学・ライフサイエンスの研究者にお薦め！

細胞数のカウントや，X線画像の解析などの実践テクニックが満載の実用的な1冊！

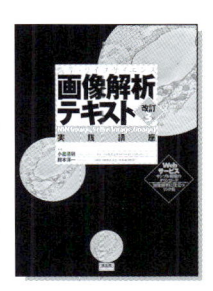

- 定価（本体 5,500円＋税）
- B5判　270頁　ISBN978-4-7581-0800-3

発行　羊土社

ご注文は最寄りの書店，または小社営業部（03-5282-1211）まで

臨床医にオススメの羊土社書籍

治療薬・治療指針ポケットマニュアル2007

梶井英治（自治医科大学 総合診療部）／監修

小谷和彦（鳥取大学医学部 健康政策医学）
朝井靖彦（市立敦賀病院 皮膚科）／編

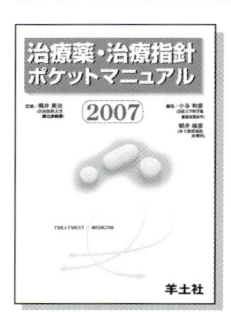

医師・研修医，薬剤師の方にもおすすめ！

治療の指針とすぐに使える薬の処方がついに"1冊"になりました！

- 定価（本体4,300円＋税）
- A6判　822頁
- ISBN978-4-7581-0621-4

日常診療にすぐに使える臨床統計学

能登 洋／著

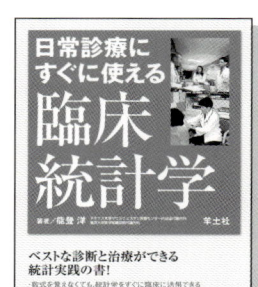

臨床に役立つ統計学を実践的にわかりやすく解説

ベストな診断と治療ができる統計実践の書！数式を覚えなくても統計学を臨床にスグ活用できる！

- 定価（本体3,800円＋税）
- B5判　197頁
- ISBN978-4-89706-694-3

日常診療のよろず お助けQ&A 上級編

研修医の指導から臨床現場のあらゆる疑問まで，ポストレジデントの「困った」に答えます！

林 寛之／編著　太田 凡，岩田充永／著

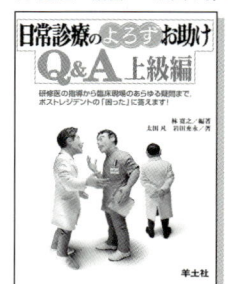

大好評既刊『日常診療のよろずお助けQ&A100』の第2弾が登場！

ポストレジデントの聞くに聞けない疑問・悩みを解決します．林 寛之先生編集によるおなじみの軽快な語り口で，エビデンスもしっかり掲載！

- 定価（本体3,800円＋税）
- A5判　252頁　ISBN978-4-7581-0631-3

改訂第2版 日本救急医学会 ICLSコースガイドブック

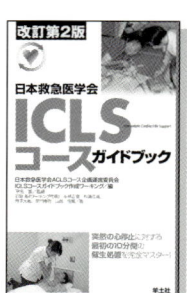

日本救急医学会ACLSコース企画運営委員会　ICLSコースガイドブック作成ワーキング／編

日本救急医学会が主催するICLSコースのテキストをもとに編集された，突然の心停止に対する最初の10分間の蘇生処置をマスターするためのミニマムプロトコール！　カラー写真が豊富で，さっと目を通すだけでも有用です．改訂版は新ガイドライン2005に対応した内容！

- 定価（本体2,500円＋税）
- B6変型判　110頁　ISBN978-4-7581-0625-2

発行　羊土社

ご注文は最寄りの書店，または小社営業部（03-5282-1211）まで